Aimee Hartley

RICHTIG GUT ATMEN

Die Kraft *des* Atems
für mehr Energie *und* Ruhe

ZS – Ein Verlag der Edel Verlagsgruppe

Redaktionsanschrift:
ZS, Edel Verlagsgruppe GmbH, Kaiserstraße 14 b, 80801 München
www.zsverlag.de/kontakt
www.edelverlagsgruppe.de/kontakt

ISBN 978-3-96584-064-5
2. Auflage 2025

First published in Great Britain in 2020 by Kyle Books, an imprint of
Kyle Cathie Ltd, part of Octopus Publishing Group Ltd
Carmelite House, 50 Victoria Embankment, London EC4Y 0DZ

Projektleitung der deutschen Ausgabe: Kathrin Mayr
Lektorat und Satz: Katja Rötzer
Illustrationen: Mira Lou Kellner
Herstellung: Frank Jansen
Producing: Jan Russok
Printed and bound in China

HINWEIS:
Die Ratschläge in diesem Buch wurden mit größter Sorgfalt von Autorin und Verlag erarbeitet und geprüft. Eine Garantie kann jedoch nicht übernommen werden. Ebenso ist eine Haftung der Autorin bzw. des Verlags und seiner Beauftragten für Personen-, Sach- oder Vermögensschäden ausgeschlossen. Erkrankungen mit ernstem Hintergrund gehören in ärztliche Behandlung! Bei bereits bestehenden Beschwerden kann das Buch daher keinen fachärztlichen Rat ersetzen.

MIX
Papier | Fördert gute Waldnutzung
FSC www.fsc.org FSC® C008047

INHALT

EINFÜHRUNG

Du atmest durchschnittlich etwa 17 000-mal am Tag (ein Atemzug = Ein- und Ausatmen). Erreichst du gar das hohe Lebensalter von 85 Jahren, sind das im Laufe deines Lebens rund 520 Millionen Atemzüge. Die Atmung ist deine erste Lebenserfahrung und sie wird deine letzte sein. Auch dazwischen bestimmt die Atmung dein Leben.

Wie fühlt es sich angesichts all dieser Atemzüge an, von der Floskel „einen tiefen Atemzug nehmen" zu einer neuen Denkweise zu finden, bei der wir uns bewusst machen, was wir beim Atmen tun? Was ist, wenn du lernen kannst, bewusst einen tiefen Atemzug zu „machen"? Und damit zu einer neuen Lebensweise zu finden? In diesem Buch zeige ich dir, wie du mithilfe deines Atmungssystems dein Wohlbefinden steigern kannst, indem du deine Atmung veränderst.

Du wirst dir bewusst machen, wie du atmest, und lernen, wie dies alle Bereiche deines Lebens beeinflusst. Im Anschluss kannst du Atemtechniken üben, die dir helfen, dich gelassener und energiegeladener zu fühlen. Du lernst, wie du mit einer vollen Zwerchfellatmung deinen Blutdruck senken, den Kreislauf ankurbeln, deine Verdauung verbessern und Stress abbauen kannst. Du kannst deine Konzentration schärfen, Achtsamkeit erlernen, Emotionen loslassen und heilen und die Tiefen deines Seins erforschen. Und das alles durch die Feinabstimmung und Beherrschung deines Atems.

Auf diesen Seiten wirst du Rat finden, neue Atemmethoden lernen, dich von Atemtherapeuten, weltweit anerkannten Trainern, Schlafexperten, Naturheilpraktikern, Wissenschaftlern, Ärzten und Psychologen inspirieren lassen. Wie der Titel schon verrät, ist eine gute Atmung der Schlüssel zu einem besseren Lebensgefühl. Das Erlernen einer regelmäßigen, bewussten Atemmethode unter Einbeziehung verschiedener Atemtechniken hilft dir, einen inneren Kompass zu finden, der dich durch die Achterbahn des Lebens geleitet.

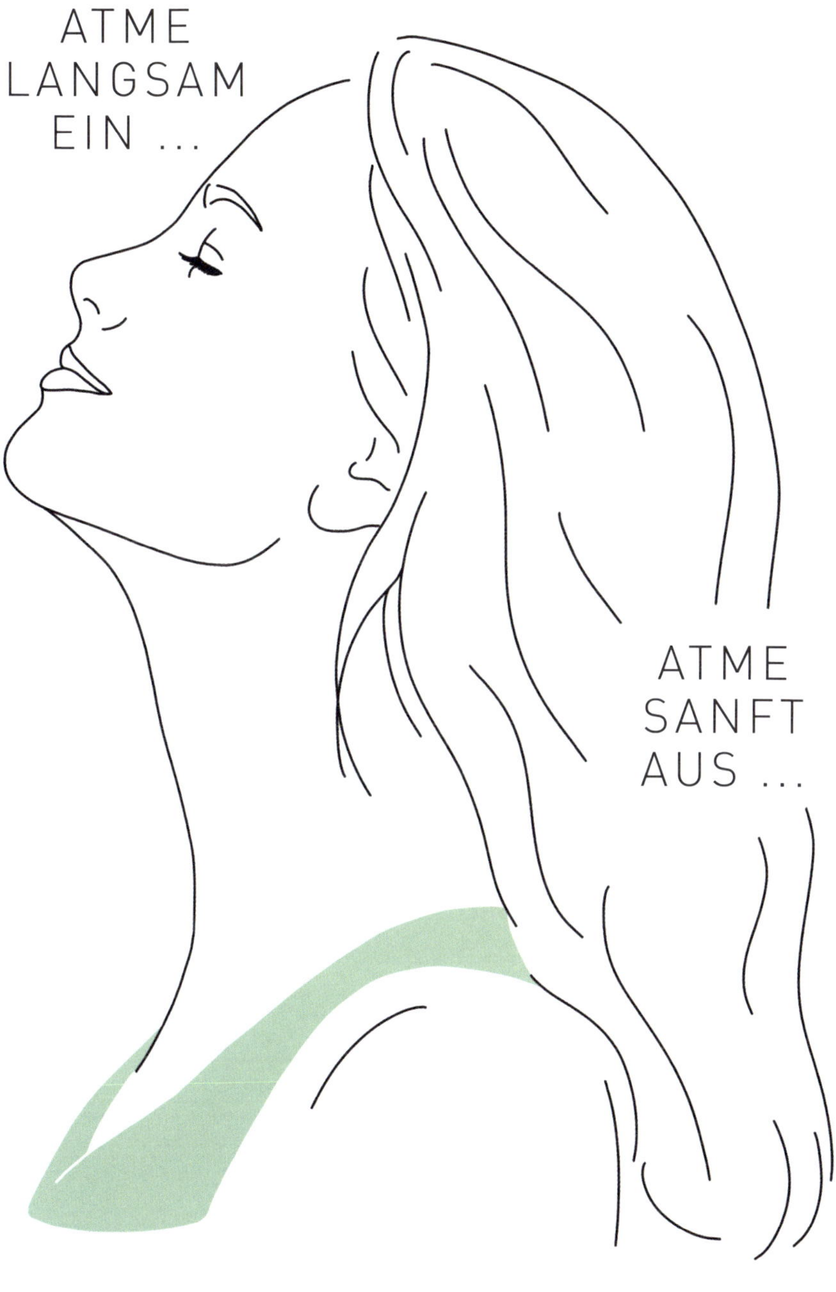
ATME LANGSAM EIN ...
ATME SANFT AUS ...

DIE VIER RICHTUNGEN DER BEWUSSTEN ATMUNG

GEGENWART

Führt dein Bewusstsein ins Hier und Jetzt

STAUNEN

Kann dir helfen, deine Selbstwahrnehmung zu verbessern. Und noch mehr ...

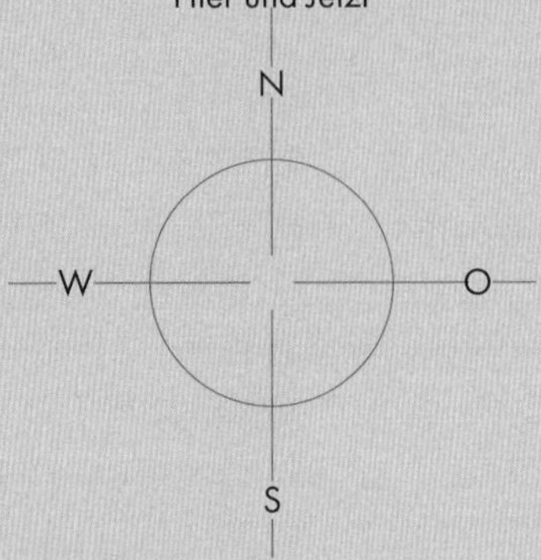

ENERGIE

Erhöhe oder reduziere deinen natürlichen Energielevel

WAHRNEHMUNG

Schafft ein neues Bewusstsein für Emotionen und Sinneseindrücke

Wenn wir in allen vier Richtungen des Atmungssystems richtig atmen, also in Becken und Zwerchfell (Süden), Nase, Hals und oberen Brustkorb (Norden), alle Lungenlappen der linken und rechten Lungenhälfte sowie den Brustkorb (Ost und West), genießen wir das Leben in vollen Zügen – mit einem Bewusstsein in Balance.

Manchmal kann unser erster bewusster Atemzug (dem wir Aufmerksamkeit schenken) tief greifend sein.

GESUNDE BAUCHATMUNG

Wenn ich einen vollen, gesunden Atemzug beschreibe, wähle ich oft das Bild eines Kleinkindes mit einem großen, runden Bauch. Wir können uns vorstellen, dass das Zwerchfell beim Einatmen absinkt, wobei die inneren Organe nach unten gedrückt werden – der Unterbauch wölbt sich nach vorn. Der Rumpf bewegt sich bei jedem Atemzug frei, es gibt keine Muskelanspannung. Ein Kleinkind wird niemals für ein Foto den Bauch einziehen!

WAS RAUBT UNS DEN „GESUNDEN" ATEM?

Viele Aspekte unseres Lebens können sich negativ auf unsere Atmung auswirken. Von traumatischen Geburtserlebnissen, unsicheren Familienverhältnissen, dem Druck, die perfekte Figur zu erreichen (das Einziehen des Bauches kann Angstgefühle auslösen), bis hin zu einem ungesunden Lebens- und Arbeitsumfeld und der Qualität unserer Nahrung kann unser Lebensstil unsere Fähigkeit beeinträchtigen, richtig zu atmen.

Ich habe die Atemmuster vieler Kinder, auch meiner eigenen, beobachtet und festgestellt, dass wir in den ersten Jahren nach Schuleintritt eine wichtige Verbindung zu unserem Atem zu verlieren scheinen. Vom Kleinkind, das tief atmet, seinen Gefühlen freien Lauf lässt und im Augenblick lebt, das spielt und entdeckt, ohne sich durch einen geschulten Verstand ablenken zu lassen, führt der Weg zu einem angepassten Erziehungssystem. Durch langes Sitzen, weniger Spielzeit und die Auseinandersetzung mit neuen gesellschaftlichen Kontakten und Autoritätspersonen (sowie dem Druck der Prüfungen in den ersten Jahren) kann sich das schulische Umfeld für einige Kinder zu einem Auslöser für den Beginn eines gestörten Atemmusters entwickeln.

Andere Faktoren, einschließlich der Qualität der Atemluft, können dazu führen, dass unser Körper in eine Stressreaktion eintritt. Bei Menschen, die in Städten leben, ist verschmutzte Luft (leider) die Norm. Hier frage ich mich oft, ob der steigende Stresspegel nicht eine Folge davon ist, dass wir weniger atmen, da wir unbewusst und sporadisch den Atem anhalten, damit keine Giftstoffe in unseren Körper gelangen. Diese kürzeren, flacheren Atemzüge können zu unserem Standard-Atemmuster werden, das uns häufig in einem „Kampf- oder Fluchtzustand" verharren lässt. Im Laufe der Zeit kann sich dies nachteilig auf unsere körperliche und geistige Gesundheit auswirken. Untersuchungen zeigen, dass Jugendliche, die verschmutzter Luft ausgesetzt sind, eher an Depressionen leiden.

Dann gibt es unsere innere Landkarte, unsere Emotionen. Können wir unsere Gefühle nicht ausdrücken oder uns auf sie einlassen, halten wir als unmittelbare Reaktion darauf den Atem an. Dies behindert den natürlichen Energiefluss und erzeugt Spannungen im Körper. Bleiben diese Emotionen unausgesprochen, kann sich die Spannung anstauen, häufig in den Kern- und Atemmuskeln, und wir beginnen möglicherweise, ein gehemmtes Atemmuster zu entwickeln und abzuspeichern.

Es gibt weitere, auf den ersten Blick harmlose Faktoren, die Umfang und Tiefe unseres Atems einschränken. So kann etwa unsere Kleidung eine volle Zwerchfellatmung behindern: enge Jeans, korsettähnliche BHs, zu fest geschnürte Gürtel und straff sitzende Anzüge (besonders, wenn wir sie als „Rüstung" tragen!).

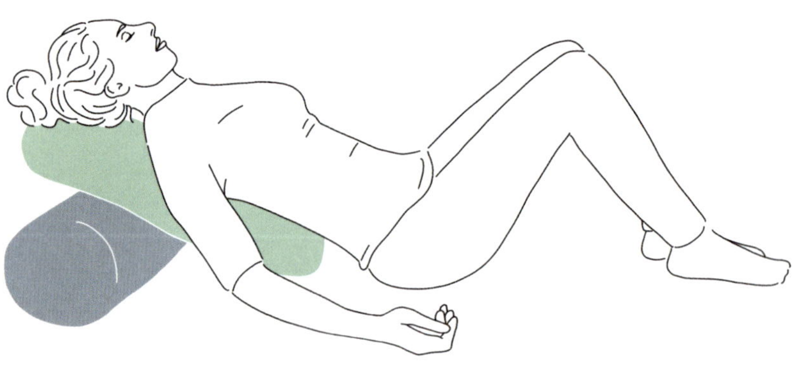

WIE LERNEN WIR, RICHTIG ZU ATMEN?

Die Grundlage eines jeden Atemtrainings sollte die Rückkehr zu einer vollen, gesunden Atmung sein. Unterbewusst wissen wir alle, wie man richtig atmet. Wir müssen nur etwas Zeit investieren, um eine Technik zu entwickeln, die uns daran erinnert, wie es geht. So sollte es sich anfühlen:

- Beim Einatmen durch die Nase senkt sich das Zwerchfell, und Bauch, unterer Rumpf und unterer Rücken dehnen sich weich und vollständig aus. Der Atem sollte ruhig und mühelos fließen.
- Während des Einatmens kann man spüren, wie sich die Beckenmembran im Einklang mit dem Zwerchfell senkt.
- Die Rippen dehnen sich in Richtung Ost und West aus.
- Der obere Brustkorb und der obere Rücken heben sich am Höhepunkt des Luftstroms beim Einatmen leicht an.
- Beim Ausatmen sollte die Luft durch die Nase ausströmen. Der Bauch kehrt sanft in seine Ruheposition zurück.
- Die Rippen kehren in die Ruhestellung zurück, wenn sich die Lunge entleert.
- Der obere Brustkorb kehrt ebenfalls in seine Ruheposition zurück.
- Der Atem sollte frei und ungehindert fließen. Das Einatmen fühlt sich gedehnt, energiespendend und mühelos an. Das Ausatmen erfolgt leise und sanft. Ein voller, gesunder Atem fühlt sich anmutig und belebend an. Der Atem sollte eine perfekte Körperhaltung unterstützen und umgekehrt.

»Der weiseste Ein-Wort-Satz? Atmen.«

TERRI GUILLEMETS

VORTEILE DER RICHTIGEN ATMUNG

Ein durchschnittlicher Erwachsener atmet etwa 12-mal pro Minute ein und aus. Jeder einzelne dieser Atemzüge kann sich positiv auf alle Bereiche des Körpers auswirken.

KREISLAUF:

Ein verlangsamter Atem verringert Stress und senkt den Blutdruck.

VERDAUUNG:

Das Zwerchfell massiert Magen, Darm und Dickdarm über 10 000-mal am Tag. Vollatmung = gesundes Verdauungssystem und sie kann das Reizdarmsyndrom verbessern. Die Zwerchfellatmung stimuliert das „Ruhe- und Verdauungssystem". Nährstoffe können besser aufgenommen werden.

HORMONSYSTEM:

Die kontrollierte Yoga-Atmung verlangsamt die Atemfrequenz und aktiviert den Hypothalamus. Er verhindert, dass stressproduzierende Hormone (Cortisol und Adrenalin) im Körper entstehen. Der Körper entspannt sich.

HAUT UND HAARE:

Es ist erwiesen, dass die Vollatmung die Gewebefunktion verbessert und den Glukosespiegel kontrolliert, was sich auf die Alterung der Zellen auswirkt. Tiefe Atemzüge = strahlende Haut.

IMMUNSYSTEM:

Gesundes, bewusstes Luftanhalten bei voller Zwerchfellatmung kann die Produktion von Neutrophilen ankurbeln, also der weißen Blutkörperchen, die Infektionen und Krankheiten bekämpfen.

LYMPHSYSTEM:

70 Prozent aller Giftstoffe verlassen den Körper über die Lunge. Flache Atmung kann zu einem Lymphstau führen. Das Lymphsystem benötigt die Muskelbewegung des Zwerchfells, um Giftstoffe auszuscheiden.

MUSKULATUR:

Aktive Atemübungen helfen, die Muskeln zu stärken, indem sie diese mit mehr Sauerstoff und Energie versorgen. Ein flacher Atem kann zu Sauerstoffmangel in den Muskeln führen und damit zu körperlicher Anspannung. Regelmäßige Atemübungen helfen, Spannungen im Zwerchfell, in der Zwischenrippen- und Rumpfmuskulatur zu lösen. Dies führt zu einer tieferen, volleren und gesünderen Atmung.

NERVENSYSTEM:

Mit wenigen Atemzügen kann unser Nervensystem vom sympathischen in den parasympathischen Zustand übergehen. Langsame, volle Atemzüge stimulieren auch den Nervus vagus, den längsten Hirnnerv im Körper. „Vagus" kommt von „Vagabund". Dieser wandernde Nerv führt den Körper in einen ruhigen, entspannten Zustand. Studien zeigen, dass gedehntes Ausatmen bei Vollatmung einen Schuss Vagusstoff im Körper freisetzt, der wie ein natürliches Beruhigungsmittel wirkt.

FORTPFLANZUNG:

Eine volle, tiefe Atmung stärkt den Beckenboden und erhöht den Blutfluss zu Eierstöcken und Hoden – was auch das Empfinden beim Sex verbessert.

ATMUNGSSYSTEM:

Das einzige System des Körpers, das sowohl bewusst als auch unbewusst abläuft. Bewusste Atemtechniken eröffnen uns alle Vorteile dieses geheimnisvollen Systems, das ein Tor zum Energiefluss und zum Leben darstellt.

SKELETT:

Eine volle Zwerchfellatmung unterstützt eine gesunde Körperhaltung. Und umgekehrt.

HARNSYSTEM:

Eine tiefe Atmung kann den Beckenboden stärken, harmonisieren und damit das Harnsystem stabilisieren. Atmungs- und Harnsystem regulieren den pH-Wert von Flüssigkeiten.

Letztendlich wird die Vollatmung deinem ganzen Körper mehr Energie verleihen.

NASEN- ODER MUNDATMUNG?

Die Atemlehre existiert bereits seit 10 000 Jahren. Yogis nutzen sie, um Körper, Geist und Bewusstseinszustände zu beleben. Sportler steigern damit ihre Leistung, Hebammen bieten sie zur Linderung von Schmerzen bei der Geburt an und Psychologen, um Patienten bei Umgewöhnungsprozessen des Nervensystems zu unterstützen. Uns steht eine Fülle von Techniken zur Verfügung, vom frühen Pranayama (Atem-Yoga), das sich auf Techniken der Nasenatmung konzentriert, bis hin zu moderneren Atempraktiken durch den Mund, wie Clarity Breathwork, Alchemy of Breath, Transformational Breath® und andere.

Ich liebe beides: Nasen- und Mundatmung. Die eher atemkontrollierten Yoga-Techniken wirken sowohl beruhigend als auch belebend, während Mundatmungstechniken helfen, unser Unterbewusstsein anzuzapfen, was zu einem (vorübergehenden) esoterischen Geisteszustand führen kann.

DIE NASE WEISS BESCHEID

Die Atemluft kommt im ersten Abschnitt unseres Atemtraktes an: der Nase. Die Nasengänge sind mit winzigen Flimmerhärchen bedeckt, die als lebenswichtiges Filtersystem Staubpartikel und Reizstoffe aus der Luft aufnehmen. Beim Einatmen durch die Nase wird die Luft angewärmt und angefeuchtet, was die Lunge leichter atmen lässt. Der Lunge zuliebe sollten wir bei alltäglichen Aktivitäten IMMER durch die Nase atmen.

In der Nasenhöhle produziertes Stickstoffmonoxid ist ein wichtiger Neurotransmitter. Mit regelmäßigem Training der Nasenatmung (und bewusstem, gesundem Atemanhalten) lässt sich die Produktion des Stickstoffmonoxids beeinflussen, was sich positiv auf unser Wohlbefinden auswirken kann. Dieses „magische Molekül" überträgt Informationen von Nerven zu Zellen, von der Verdauung bis zur sexuellen Erregung. Es hilft, den Blutdruck durch Erweiterung der Blutgefäße zu senken. Studien legen nahe, dass es ebenso eine Rolle für das Gedächtnis und beim Lernen spielt.

NASENZYKLUS

Es scheint naheliegend, dass wir beim Atmen beide Nasenlöcher gleichermaßen nutzen. Aber entweder leistet das linke oder das rechte Nasenloch mehr von der „Atemarbeit". Überraschenderweise erfüllt immer nur ein Nasenloch zu einer bestimmten Zeit seine volle Funktion. Dieses dominante Nasenloch wechselt innerhalb von 24 Stunden alle 2,5 Stunden. Damit kann das Luftfiltersystem in jeder Nasenhöhle ruhen. Außerdem verrät unser dominantes Nasenloch laut Yoga-Theorien viel über unseren Geisteszustand. Einige Nasenatmungstechniken aus diesem Buch beinhalten eine „Schnüffel"-Atmung. Diese Atembewegung kann, wird sie richtig ausgeführt, das Zwerchfell stärken, harmonisieren und trainieren und so einen volleren, tieferen Atem erzeugen.

WELCHES NASENLOCH IST GERADE AKTIVER?

- Verschließe dein linkes Nasenloch und atme 3- bis 5-mal durch das rechte Nasenloch ein und aus.
- Verschließe nun das rechte Nasenloch und atme 3- bis 5-mal durch das linke Nasenloch ein und aus.
- Das Nasenloch, durch das du besser atmest, hat gerade das Kommando.

Die frühen Yogis praktizierten die Atmung durch das rechte Nasenloch, um die linke Gehirnhälfte zu aktivieren. Laut ihnen können wir so unser kreatives, nach innen gerichtetes, unterbewusstes, künstlerisches und poetisches Bewusstsein beflügeln.

Wenn du „nur durch die linke Nase" atmest, aktiviert dies deine rechte Gehirnhälfte, die eine analytischere, logischere und aktivere Denkweise anstößt. Die Wechselatmung (s. S. 164 f.) hilft dem Gehirn, ein Gleichgewicht zwischen beiden Gehirnhälften zu finden, und versetzt uns in einen meditativeren Geisteszustand.

MUNDATMUNG

Nach meiner langjährigen Ausbildung zur Yoga-Lehrerin stieß ich auf Transformational Breath® (Transformatives Atmen). In meiner ersten Unterrichtsstunde bat mich der zertifizierte Moderator, meinen Mund zum Atmen zu öffnen. Diese Bitte widersprach allem, was ich über Yoga gelernt hatte, und ich widersetzte mich zunächst. Eine Stunde später befand ich mich in einem solchen Zustand der Glückseligkeit, dass ich die Augen nicht mehr öffnen wollte, um in die reale Welt zurückzukehren.

Diese besondere Atemtechnik geht zurück auf die herausragende Dr. Judith Kravitz. Judith lehrt seit über 45 Jahren bewusste Atemarbeit. Hier gebe ich wieder, was sie über die therapeutische Wirkung der offenen Mundatmung zu sagen hat:

»Die Mundatmung gewährt uns Zugang zu den unteren Bereichen des Atemsystems und zu den unteren Energiezentren. Von hier aus wollen wir unseren freien Atem aufbauen – vom Unterbauch über das Zwerchfell und dann aufsteigend zur Brust und zum oberen Brustkorb. Mir ist ebenso aufgefallen, dass der energetische und physische Sitz des Unterbewusstseins im Unterbauchbereich liegt. Um also vollständig in diese tiefen Bereiche vorzudringen, müssen wir voll und tief in den Unterbauch und den Bauch atmen.«

DR. JUDITH KRAVITZ, MITBEGRÜNDERIN VON TRANSFORMATIONAL BREATH®

Also durch den Mund atmen oder nicht? Beim alltäglichen Atmen ist das Ein- und Ausatmen durch die Nase ratsam. Für eine tiefere, therapeutische Arbeit kann eine Kombination von Nasen- und Mundatmungsübungen tief greifend und für einige Menschen lebensverändernd sein.

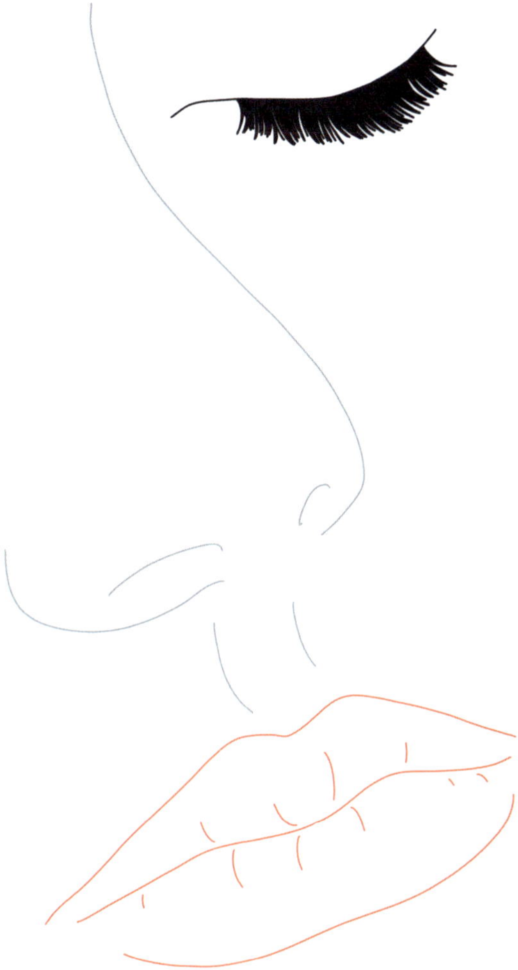

»Wir sehen die Dinge nicht, wie sie sind, sondern wie wir sind.«

AUS DEM TALMUD

ENTDECKE DEIN EINZIGARTIGES ATEMMUSTER

Es gibt etwa 7,75 Milliarden Menschen auf der Welt, und wir alle atmen auf eine individuelle Art und Weise. Tempo, Rhythmus und der Fluss des Atems sind so unverwechselbar wie unser Daumenabdruck.

Es ist hilfreich (und oft erleuchtend), unser einzigartiges Atemmuster zu entdecken. Manchmal brauchen wir das Auge eines Atemexperten, um dieses Muster zu analysieren und in den richtigen Zusammenhang zu bringen, der uns negative Einflüsse erkennen lässt. Aber zum Glück können wir vieles selbst entdecken.

ATME ...

- Mach es dir so bequem wie möglich. Du kannst sitzen oder liegen, der Körper ist mit Kissen oder Polstern gestützt. Beobachte deinen Atem und widerstehe dem Drang, die Atmung bewusst zu verändern.

- Lege eine Hand sanft auf den Unterbauch (knapp unter den Bauchnabel), die andere auf den oberen Brustkorb (unterhalb des Schlüsselbeins). Atme ein paarmal ein und aus. Wo tritt der Atem in deinen Körper ein und wo tritt er aus? Durch die Nase oder durch den Mund? Achte darauf, wo sich dein Körper beim Einatmen am meisten bewegt: am Unterbauch oder am oberen Brustkorb? Atme weitere Male ein und aus, um deine Wahrnehmung zu vertiefen.

A

HEBT SICH DEIN BAUCH BEIM EIN-ATMEN MEHR ALS DER OBERE BRUSTKORB?

Dies kann ein Hinweis darauf sein, dass du ein Bauchatmer bist. Das Zwerchfell ist an der Atmung beteiligt – was eine gesunde Grundlage für die Atmung darstellt. Wenn du den Atem mehr in den Brustkorb ausdehnst, kann dir dies mehr Energie verleihen und dich tiefer mit deinen Gefühlen verbinden.

B

DER BRUSTKORB HEBT SICH BEIM EINATMEN MEHR ALS DER BAUCH?

Dann bist du womöglich ein Brustatmer. Du fühlst dich voller Energie und Ideen, aber es fällt dir schwer, dich zu konzentrieren und in dir zu ruhen? Die Verlagerung der Atmung in die unteren Atmungsbereiche (Beckenboden und Zwerchfell) kann dir dabei helfen, dich weniger ängstlich, geerdeter und mehr im Hier und Jetzt zu fühlen.

C

SINKT DEIN BAUCH BEIM EINATMEN EIN UND DER BRUSTKORB HEBT SICH?

Dies deutet auf eine paradoxe Atmung hin und heißt, dass alles ein wenig auf dem Kopf steht. Doch kein Grund zur Sorge, du findest in diesem Buch Atemübungen, die dich zu einer gesunden Zwerchfellatmung zurückführen. Spielen Beckenboden, Bauchmuskeln und Zwerchfell wieder auf gesunde Art zusammen, kannst du dich ruhiger, zentrierter und weniger ängstlich fühlen.

D

DER ATEM FLIESST GLEICHMÄSSIG IM OBEREN UND UNTEREN BRUSTKORB

Wenn du voll atmest und zwischen den einzelnen Atemzügen keine anhaltenden Atempausen entstehen, ist dies eine gute Nachricht. Fließt der Atem beim Einatmen frei, füllt er den ganzen Körper aus, fühlt er sich ausladend und mühelos an, während sich beim Ausatmen ein Gefühl der Leichtigkeit einstellt, dann bist du auf dem Weg zur Vollatmung. Aber eine Verbesserung ist immer möglich!

ATEMTECHNIKEN

FÜR EINE VOLLE ZWERCHFELLATMUNG

Der erste Schritt zur Optimierung deines Atemmusters ist das Erlernen der vollen Atmung in den Unterbauchbereich. Die folgenden beiden Techniken können die wichtigsten Atemmuskeln stärken und straffen, nämlich Zwerchfell und tiefe Bauchmuskulatur. Selbst wenn du die Zwerchfellatmung bereits beherrschst, sind diese Techniken wertvoll.

TRANSFORMATIONAL BREATH®

Die Vorteile des Transformativen Atmens sind vielseitig: Es kann Asthmasymptome lindern, verdrängte Gefühle freisetzen und unterdrückte Glücksgefühle zum Vorschein bringen. Denn es sind nicht nur die negativen, intensiveren Emotionen, die wir uns weigern zu fühlen – es gibt auch so viel Liebe, Glück und Freude, die sich in uns anstauen. Transformational Breath® ist eine der kraftvollsten Atemtechniken, die ich je erfahren habe.

Grundlage dieser Atemtechnik ist eine bewusste, zugelassene, volle Zwerchfellatmung. Der Atemrhythmus beginnt im Unterbauch und sollte ohne Pausen zwischen dem Ein- und Ausatmen (und auch nicht zwischen dem Aus- und Einatmen) fließen. Mit einem deutlichen Fokus auf dem Unterbauch (und dem unteren Rücken) kann dies eine volle Zwerchfellatmung unterstützen. In Unterrichtsstunden werden zusätzliche Maßnahmen angeboten wie Akupressur, Klang, positives Denken und Bewegung. Die folgende kurze Übung für Anfänger ist zuverlässig und effektiv – und damit ideal, um die Technik selbstständig auszuprobieren. Es reichen bereits wenige Minuten.

ATME ...

- Lege dich auf ein Bett oder Sofa (oder mach es dir auf dem Boden bequem). Der Oberkörper ist halb aufgerichtet, die Beine sind gestreckt. Sorge für eine angenehme Raumtemperatur. Kopf und Hals sollen gut gestützt sein. Nun die Knie anwinkeln.
- Lege die Hände auf den Unterbauch, knapp unter den Nabel. Die Daumenspitzen berühren sich, die aneinanderliegenden Zeigefinger formen ein auf dem Kopf stehendes Dreieck. Sie bilden dein „Atemfenster".
- Öffne den Mund weit, der Kiefer ist entspannt (stell dir vor, du gähnst etwa bis zur Hälfte).
- Atme lange und langsam durch den Mund ein. Die Hände auf deinem Bauch heben sich im Einklang mit der Atmung an.
- Atme mit einem kurzen, entspannten Seufzer aus.
- Konzentriere dich voll und ganz auf ein achtsames Einatmen. Es sollte etwa dreimal so lang andauern wie das Ausatmen.
- Das Ausatmen ist ruhig und entspannt – ein kurzer „Seufzer".
- Achte darauf, dass keine Pausen zwischen den Atemzügen entstehen.
- Wiederhole dieses bewusst zugelassene Atmen 2–5 Minuten.
- Spüre jeder Empfindung in deinem Körper nach. Fühlst du eine Verbindung zur unteren Bauchatmung? Ein Kribbeln in Fingern, Gesicht und Zehen? Mehr Energie? Es ist normal, wenn sich dein Mund trocken anfühlt.
- Ruhe dich 1 Minute aus, indem du zu deinem normalen Atemmuster zurückkehrst und durch die Nase atmest. Trinke ein Glas Wasser, um den Gaumen anzufeuchten.

Tipp: Wenn dich dein Atemmuster wirklich behindert und du deine volle Zwerchfellatmung vertiefen willst, ist es ratsam, einen Atemcoach oder einen Trainer für Transformational Breath® aufzusuchen.

ZWERCHFELLATMUNG

Hierbei handelt es sich um eine Nasenatemtechnik. Hast du dich erst damit vertraut gemacht, kannst du mit geschlossenen Augen üben. Das „Schnüffeln" hilft dir, dein Zwerchfell zu trainieren und zu stärken.

- Setze dich auf einen Stuhl und rücke vor bis zur Kante.
- Stelle deine Füße in Hüftbreite auf den Boden und lehne den Oberkörper soweit nach vorne, dass die Ellenbogen auf den Knien aufliegen. Stütze das Kinn in den Handflächen ab.
- Atme mit einem „Schnüffeln" durch die Nase ein – in einem Zug, energisch, ausgedehnt und tief. Beim Einatmen dehnen sich Bauch und unterer Rücken aus.
- Stoße die Luft mit einem passiven Atemzug durch die Nase aus.
- Spüre, wie dein Bauch sich in der leicht nach vorne gebeugten Position etwas zu deinen Oberschenkeln hin dehnt. Dadurch wird das Zwerchfell aktiviert.
- Wiederhole die Übung 1 Minute lang. Spüre nach, wie du dich fühlst. Gibt es vielleicht mehr Bewegung im Unterbauch und stellt sich ein tieferes Gefühl der Entspannung ein?

ATEMTECHNIKEN

FÜR EINE TIEFERE ATMUNG IN DEN OBEREN BRUSTKORB

Folgende Atemtechniken sind speziell für diejenigen gedacht, die eine gefestigte Bauchatmung haben, aber im oberen Brustbereich in ihrer Bewegung gehemmt sind (s. S. 16–17). (Bitte führe diese Übungen NICHT aus, wenn du ein „Brustatmer" bist. Du könntest dich dabei schwindlig oder benommen fühlen.)

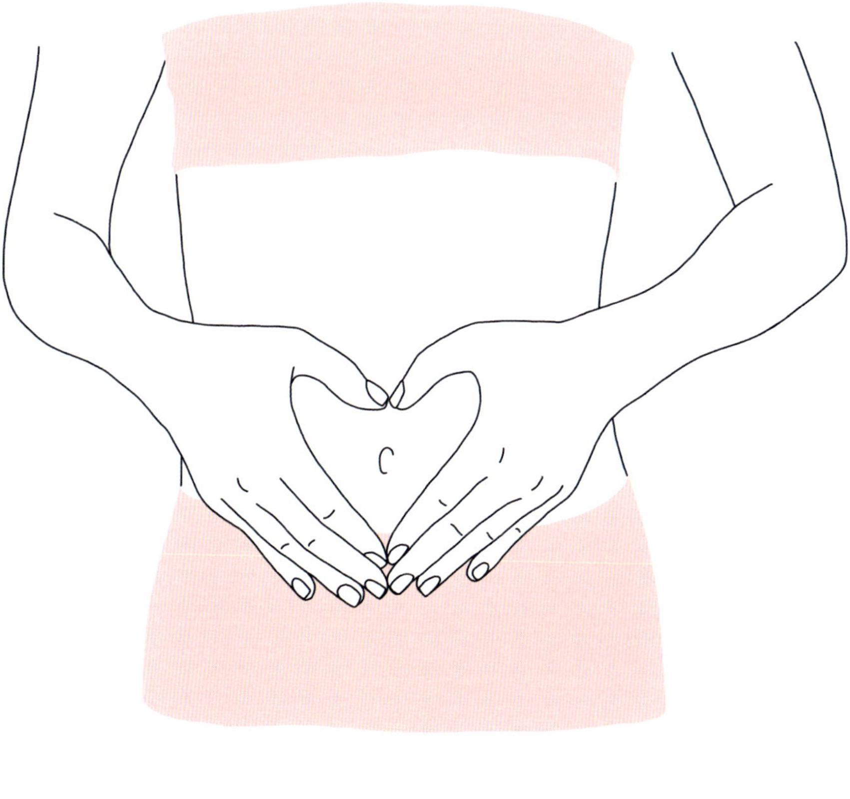

ZWEITAKT-ATMUNG

Es ist ratsam, während der Übung durch den Mund zu atmen. Falls dir dies unangenehm ist, kannst du auch durch die Nase ein- und ausatmen.

- Lege oder setze dich bequem hin. Bringe deinen Oberkörper mithilfe von Kissen in eine halb aufrechte Position, die Beine sind gestreckt. Sorge für eine angenehm warme Raumtemperatur. Kopf und Hals sind gut gestützt.
- Lege beide Hände sanft auf deine obere Brust, direkt unterhalb des Schlüsselbeins.
- Öffne den Mund weit, der Kiefer ist entspannt (stell dir vor, du gähnst, der Mund ist dabei etwa halb geöffnet). Atme in zwei kurzen Zügen so ein, dass es klingt wie ein sanftes und entspanntes „Ha", „Ha".
- Atme mit einem längeren Seufzer durch den Mund aus: „Haaaaa".
- Das ist dein Atemrhythmus: einatmen „Ha", „Ha", ausatmen „Haaaaa". Dein Atem sollte klingen wie eine Dampflokomotive, die Fahrt aufnimmt.
- Wiederhole diese bewusst zugelassene Atmung 1–3 Minuten.
- Spüre nach, wie du dich fühlst: Bist du energiegeladener? Hebt sich dein oberer Brustkorb mehr?

11.11.11-ATMUNG

Diese Übung zentriert dein Bewusstsein und deinen Atem im Brustkorb. Das Luftanhalten auf dem Höhepunkt der Atemwelle (beim Einatmen) setzt einen Schuss des „magischen Moleküls" Stickstoffmonoxid frei (s. S. 12) und wirkt entspannend. Schon nach 1 oder 2 Minuten solltest du dich energievoll und ruhig fühlen. Fällt es dir schwer, während der Übung bis 11 zu zählen, starte mit 6 oder 7 und erhöhe nach und nach bis 11.

- Setze dich aufrecht hin, die Wirbelsäule ist hoch gestreckt und entspannt.
- Hebe beide Arme über den Kopf und verschränke die Finger. Die Handflächen zeigen nach außen.
- Hebe dein Kinn an, ohne den Hals zu überstrecken.
- Atme durch die Nase ein und zähle bis 11.
- Halte den Atem an und zähle bis 11. Konzentriere dich auf den oberen Brustbereich.
- Atme durch die Nase aus und zähle bis 11.
- Wiederhole die Übung 3- bis 5-mal.
- Spüre, wie dein Atem mit über Kopf gehaltenen Armen auf natürliche Weise in deinen Brustkorb fließt.

Wenig und regelmäßig ist der Schlüssel zum Erfolg. 2–5 Minuten Atemarbeit, die nach und nach auf täglich 20 Minuten gesteigert werden, verbessern dein Atemmuster bereits innerhalb kurzer Zeit. Warum sollten wir unsere Atmung verbessern? Überleben wir nicht auch so? Ja! Aber geht es uns dabei gut? Möglicherweise nicht.

1

ARBEIT

»Folge deiner Leidenschaft, und der Erfolg wird dir folgen.«

TERRI GUILLEMETS

Die Menschheit entwickelte sich von umherziehenden Nomadenstämmen, die Kontinente, Prärien, Ozeane und Wälder durchstreiften, zu unserer heutigen weitgehend sesshaften Gesellschaft. In den letzten Jahrzehnten haben wir uns in Lebens- und Arbeitsräumen eingerichtet, die ein ungesundes, langes Stillsitzen mit sich bringen. Ab unserem ersten Schultag bis hin zu unserem letzten Arbeitstag sitzen wir mehr denn je und schränken so unsere körperliche Bewegung ein.

Der Übergang vom körperlich anstrengenden Leben, bei dem alltägliche Aufgaben wie Nahrungsbeschaffung, Kochen, Hausarbeit und Arbeit weitaus mehr körperlichen Einsatz erforderten, hin zu einem Leben mit relativ wenig Bewegung hat sich während eines Bruchteils der menschlichen Existenz vollzogen.

Die meisten von uns verbringen den größten Teil ihres Lebens am Arbeitsplatz. Büroangestellte üben ihre Tätigkeit zu etwa 70 Prozent im Sitzen aus. Für viele Stadtbewohner ist es ganz normal, fünf bis sieben Stunden täglich zu sitzen. Unser moderner Lebensrhythmus und unsere Lebensweise wirken sich negativ auf unsere Gesundheit aus – und auf unser Atemmuster. Oft verlassen wir unseren Bürostuhl nicht einmal in der Mittagspause. Dabei bringt es für unser Atmungssystem, unsere Körperhaltung sowie für unseren allgemeinen Gesundheitszustand und unser Wohlbefinden große Vorteile, Bewegung und Atmung in unseren Arbeitstag einzubauen.

Wir können bestimmte Atemtechniken anwenden, um unsere Haltung zu verbessern, Verspannungen der Atemmuskulatur zu lösen und uns daran zu erinnern, uns an Bürotagen, die wir im Sitzen verbringen, mehr zu bewegen. Die in diesem Kapitel beschriebenen, einfach zu erlernenden Atemtechniken tragen dazu dabei, uns den Arbeitsalltag zu erleichtern und unseren Energielevel zu steigern.

AUF DEM ARBEITSWEG

Acht Prozent der Arbeitnehmer in Deutschland legen ihren täglichen Arbeitsweg zu Fuß zurück und sind im Schnitt 20 Minuten unterwegs. Damit haben viele von uns ausreichend Gelegenheit, eine Atemroutine in den morgendlichen Arbeitsweg einzubauen.

Gehen wir davon aus, dass der Fußweg eines Pendlers etwa 4 km zur Arbeitsstätte und zurück beträgt, macht das ungefähr 450 Atemzüge aus. Wenn du es schaffst, deine Atemfrequenz zu verlangsamen, kannst du diesen wertvollen Fußmarsch einfach dazu nutzen, mithilfe einer Atemroutine entspannt, bewusst und konzentriert am Arbeitsplatz oder wieder zu Hause anzukommen.

Das Schöne an der Atemarbeit ist, dass man sie zu jeder Tageszeit ausüben kann. Unser Atem ist wie eine App für unsere innere Gesundheit – effektiv und jederzeit abrufbar, wo auch immer du bist. Studien bestätigen, dass ein Zusammenspiel der richtigen Motivation (sich besser fühlen) mit einer 30-Sekunden-Aktion (Atemübung) und einem „Gewohnheitsanker" (etwas, das man täglich macht) dabei hilft, neue Gewohnheiten zu verfestigen.

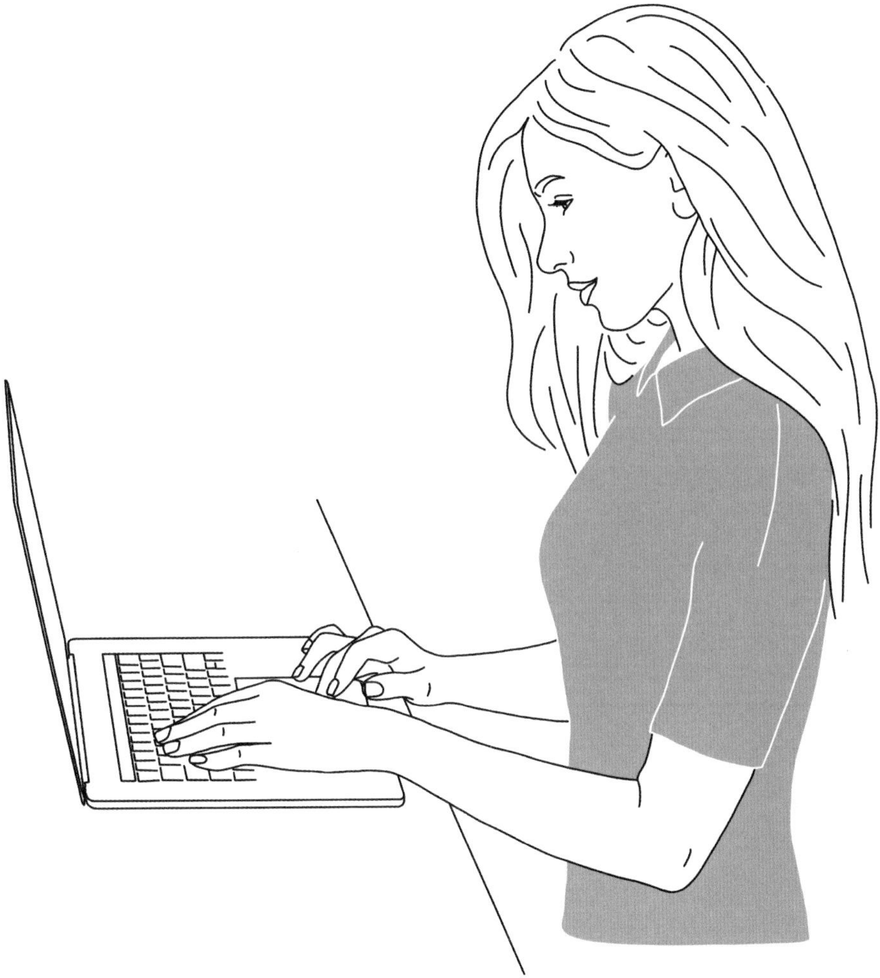

GEHE UND ATME

Diese einfache Übung bringt dich mit nur einem Atemzug und einem Schritt in die Gegenwart.

Achte beim Gehen auf deine Atmung. Sobald du jeden Atemzug bewusst wahrnimmst, nutze ihn als „Metronom“, welches das Tempo deiner Beine bestimmt.

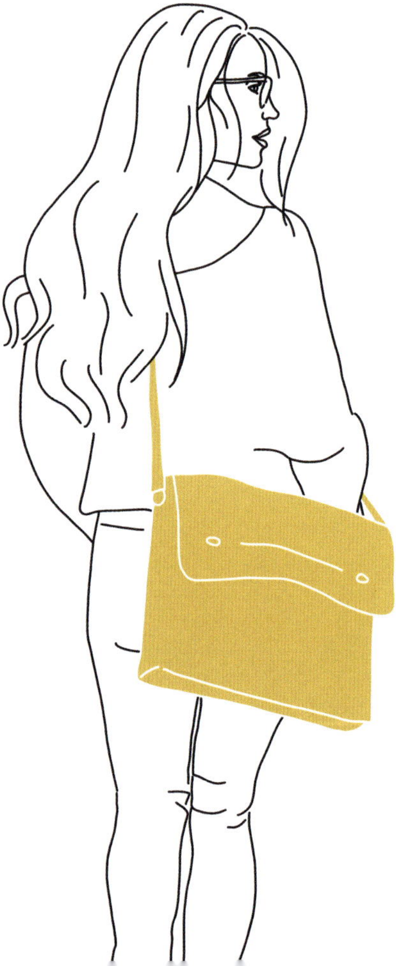

Das bringt’s

Bringt dich zur Ruhe

Verbessert die Wahrnehmung

Senkt den Blutdruck

Verhilft zu mehr Achtsamkeit – d. h. fördert das Bewusstsein für den „gegenwärtigen Moment“

Dient als Gewohnheitsanker

ES KANN SO EINFACH SEIN:

- Atme während 5 Schritten durch die Nase ein.
- Atme während 5 Schritten durch die Nase aus.
- Wiederhole die Übung und mach dann weiter, so lange du kannst.
- Fällt dir dieser Rhythmus leicht, kannst du ihn auf 6 oder 7 Schritte erhöhen.
- Indem du deine Atmung mit diesem Rhythmus verlangsamst, wirst du merken, dass sich auch dein Schritttempo verlangsamt. Aber nicht so sehr, dass du zu spät zur Arbeit kommst!
- Sobald du deinen Rhythmus gefunden hast und deine Gedanken fließen, konzentriere dich bei jeder Schritteinheit auf einen Teil deines Körpers. Richte etwa deine Aufmerksamkeit 5 Schritte lang auf deine Fußsohlen. Wie geht es deinen Füßen heute? Sind die Schuhe zu eng? Kannst du deine Füße bei jedem Schritt etwas entspannen? Fühlt sich der Boden unter deinen Fersen hart an?
- Scanne deinen Körper mit jeder Schritteinheit von unten nach oben ab. Wie fühlen sich deine Beine an, wie deine Atmung? Atmest du heute leicht? Atmest du in den Bauch, oder ist die Brustatmumg beim Gehen einfacher? Ist dein Gesicht weich und entspannt, obwohl du vielleicht einen schlechten Tag hast? Wie fühlt es sich an, genau jetzt zu lächeln? Dieser Körper-Check eignet sich prima, um deinen Geist zu fokussieren und Ruhe in deine Gedanken zu bringen.
- Übe nur 5 Minuten täglich, und dein Körper wird alle Vorzüge genießen, die diese langsame, achtsame Art zu atmen und zu gehen mit sich bringt.

»Unsere Atmung ist ebenso wie unser Herzschlag der zuverlässigste Rhythmus in unserem Leben. Wenn wir uns an ihn gewöhnen, kann uns der Atem zu unserer ursprünglichen inneren Ruhe zurückführen.«

DONNA FARHI, YOGA-LEHRERIN

FARB-LICHT-FORM-ATMUNG

Ob du öffentliche Verkehrsmittel nutzt oder selbst hinter dem Steuer sitzt, tägliches Pendeln löst oft Frustration, Ungeduld und Ärger aus (oder an guten Tagen einen kleinen Nervenkitzel). Manchmal kommen wir innerlich aufgewühlt an unserem Arbeitsplatz an, doch es ist besser, unterwegs ruhig und gelassen zu bleiben.

Du kannst diese Übung in öffentlichen Verkehrsmitteln im Stehen oder Sitzen ausführen (keinesfalls aber, wenn du selbst mit dem Fahrrad oder Auto unterwegs bist).

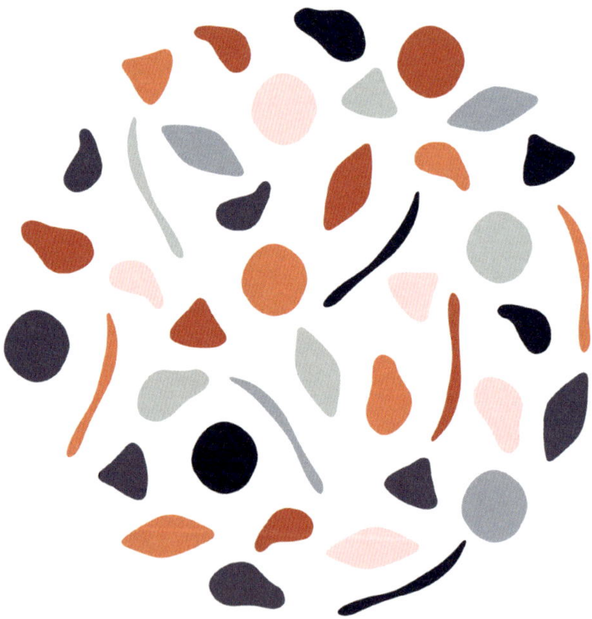

Das bringt's

Verbessert die Durchblutung des Gehirns

Korrigiert die Körperhaltung

Löst Verspannungen in der Interkostalmuskulatur zwischen den Rippen

Belebt den Körper

Beruhigt die Nerven

- Schließe die Augen. Der Rücken ist aufrecht, die Schultern sind entspannt.
- Lege eine Hand auf den Unterbauch.
- Entspanne deine Gesichtsmuskeln, der Kiefer ist leicht geöffnet.
- Atme lang und langsam durch die Nase in den Bauch ein (beim Einatmen hebt sich der Bauch).
- Achte auf schwache Farben hinter deinen geschlossenen Augenlidern.
- Atme langsam durch die Nase aus.
- Atme durch die Nase ein. Diesmal in einem etwas längeren Atemzug.
- Achte auf helle und dunkle Farben hinter deinen Augenlidern.
- Atme lang und langsam durch die Nase aus.
- Atme nun wieder langsam und entspannt durch die Nase ein.
- Achte auf die Formen, die sich hinter deinen Lidern zeigen. Konzentriere dich auf einen Punkt und beobachte, wie sich die Formen verändern.
- Atme durch die Nase aus.
- Wiederhole die Übung für einige weitere Atemzüge, oder bis du dich ruhiger fühlst.

SOS! SCHREIBTISCH-ZWERCHFELL
(RETTE DEINEN RÜCKEN)

Deine Körperhaltung ist das Tor zu einem gesunden Atem. Ich beobachte bei vielen Patienten eine „Schreibtisch-Zwerchfell"-Haltung, bei der das Zwerchfell unter einem gekrümmten Oberkörper und einem passiven Brustkorb eingeengt wird und eine gesunde Atmung nahezu unmöglich ist. Um gesunde Atemgewohnheiten zu entwickeln, ist eine kontrollierte Körperhaltung für Gesundheit und Wohlbefinden von größter Bedeutung.

Dies ist eine großartige Mikro-Atemübung, um den Brustkorb mit Energie zu versorgen und die Körperhaltung neu auszurichten. Übe im Sitzen oder Stehen.

Das bringt's

Korrigiert die Körperhaltung

Hebt deine Stimmung

Fokussiert den Geist

Steigert deine Energie

Tipp: Hast du im Abschnitt „Einzigartige Atemmuster" (s. S. 16–17) festgestellt, dass du ein „Brustatmer" bist, kann dir bei dieser Übung etwas schwindlig werden. Daher besser abbrechen, bevor du dich unwohl fühlst.

- Übe, wenn möglich, im Stehen. Sitzt du am Schreibtisch, rutsche vor bis an die Stuhlkante. Die Beine sollen nicht überkreuzt sein, sondern hüftbreit parallel auf dem Boden stehen. Ziehe möglichst die Schuhe aus, spreize die Zehen und stelle die Füße auf den Boden.
- Nimm die Hände hinter den Rücken und umfasse damit die gegenüberliegenden Ellenbogen. Alternativ verschränkst du die Finger hinter dem Rücken, wobei du Handflächen und Schulterblätter sanft auseinanderdrückst. Dadurch hebt sich deine Brust nach vorn. Bereitet dir dies körperliche Probleme oder fällt es dir schwer, verschränke die Finger beider Hände hinter dem Kopf und lege ihn in die Handflächen. Hebe das Kinn leicht an.
- Atme in 3 kurzen Atemzügen durch die Nase ein, mit einem langen Seufzer vollständig durch den Mund aus.
- Wiederhole die Übung einige Male, dann lege eine Atempause ein.
- Atme in 3 kurzen Atemzügen durch die Nase ein.
- Mit einem geflüsterten „Haaaaaa" durch den Mund ausatmen.
- Halte den Atem an und zähle bis 5. Dann in 3 kurzen Atemzügen durch die Nase einatmen.
- Mit einem geflüsterten „Haaaaaa" durch den Mund ausatmen.
- Die Übung 1–2 Minuten wiederholen. Fühle die Energie in deinem Körper.
- Beende die Übung mit langsamen Schulterbewegungen: Atme durch die Nase ein, hebe die Schultern bis zu den Ohren an. Durch den Mund ausatmen und die Schultern fallen lassen.
- Wiederhole die Übung 5- bis 10-mal, bis jegliche Spannung nachlässt. Spüre nach, wie du dich fühlst. Bist du wacher?

ACU-RELAX-ATMUNG „5-2-7"

Dies ist eine superschnelle Beruhigung für Stresssituationen in der Arbeit. Es handelt sich um eine Atemtechnik, die unbemerkt vor einem Vorstellungsgespräch geübt werden kann oder die Nerven vor oder während einer Besprechung, einer Präsentation oder einer öffentlichen Rede beruhigt.

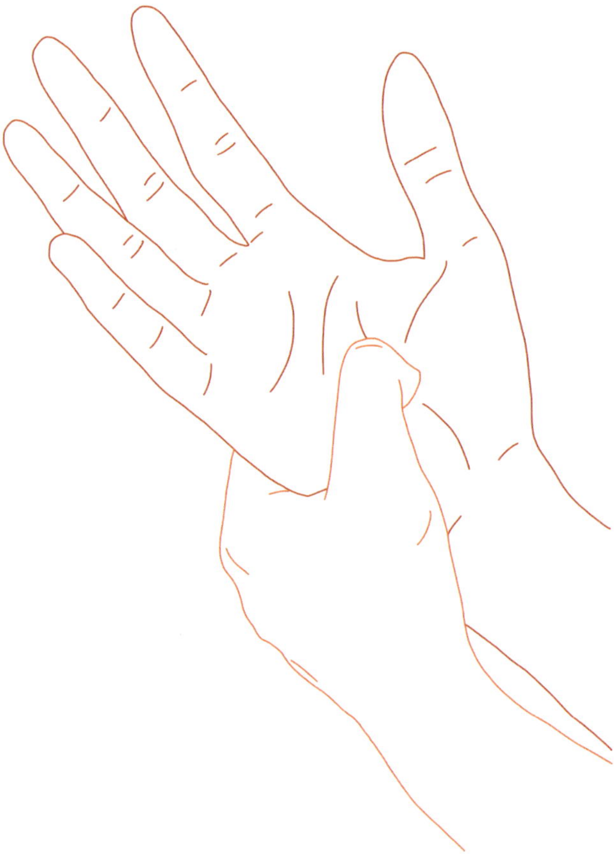

Das bringt's

Löst eine Entspannungsreaktion aus

Fokussiert den Geist auf die Gegenwart

Entspannt das Zwerchfell

Baut Stress ab

- Lege die Hände in deinen Schoß, die Handflächen zeigen nach oben. Schiebe die linke Hand unter die rechte Hand. Bewege den linken Daumen in die Mitte der rechten Handfläche und übe dort Druck aus. Dieser Akkupressurpunkt wird dem Zwerchfell zugeordnet und kann zu dessen Entspannung beitragen.

- Schließe die Augen und atme ruhig, wobei du dich völlig auf deinen Atem und den Druckpunkt in deiner Handfläche konzentrierst. Atme durch die Nase ein und durch Nase oder Mund aus – je nachdem, was sich angenehmer anfühlt.

- Atme ein, während du bis 5 zählst.

- Halte den Atem an und zähle bis 2.

- Atme aus, während du bis 7 zählst. Wiederhole die Übung 5- bis 10-mal.

- Tausche die Positon der Hände und wiederhole die Übung.

- Spüre nach, wie du dich fühlst. Ruhiger? Konzentrierter?

ÜBUNG AUF DEM STUHL

Ich empfehle vielen meiner Patienten, Pausen einzulegen, sich den Tag über immer wieder zumindest mäßig zu bewegen, an einem Stehpult zu arbeiten oder Meetings im Laufen abzuhalten. Da das Sitzen über fünf Stunden oder länger das Risiko erhöht, an Fettleibigkeit und Typ-2-Diabetes zu erkranken, sollten wir während der Arbeit regelmäßig einige Schritte gehen. Ist jedoch einmal wirklich keine Pause möglich, gibt es hier eine Atemtechnik, die du am Arbeitsplatz ausführen kannst.

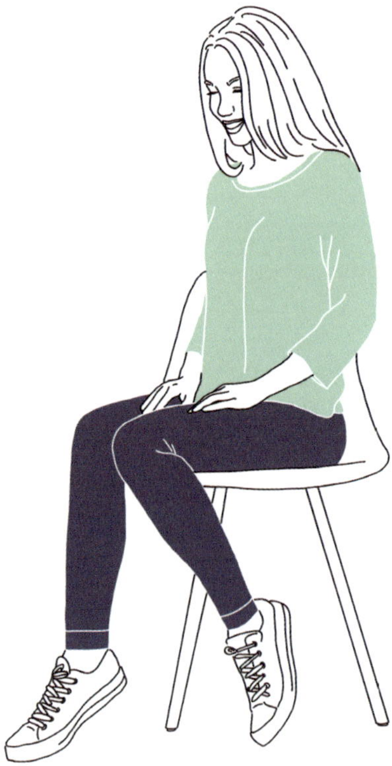

- Stelle beide Füße hüftbreit fest auf den Boden (die Beine sind nicht überkreuzt). Die Knöchel befinden sich direkt unterhalb der Knie. Bevor du beginnst, bewege deine Beine: Schüttle sie aus, bewege Zehen und Fersen auf und ab, jogge auf der Stelle.

- Rücke auf deinem Stuhl so weit nach vorne, dass deine Gesäßknochen knapp hinter der Stuhlkante aufliegen.

- Deine Wirbelsäule ist hoch aufgerichtet und entspannt.

- Nimm deine Arme hinter den Körper und umfasse mit deinen Händen das untere Ende der Stuhllehne.

- Drücke deine Schulterblätter sanft zusammen, dabei hebt sich deine Brust leicht nach oben.

- Kippe Becken und Hüfte leicht nach vorne, sodass sich der Bauch deinen Oberschenkeln nähert.

- Hebe dein Kinn leicht an und entspanne deine Gesichtsmuskeln.

- Ziehe die Rückenlehne des Stuhls zu dir hin und drücke gleichzeitig deine Schulterblätter nach hinten zusammen.

- Behalte diese Position bei und konzentriere dich auf deine Atmung. Atme durch die Nase ein, presse die Zungenspitze auf deinen harten Gaumen und drücke die Schulterblätter weiter zusammen. Stell dir vor, dass sie sich fast berühren.

- Hole beim Einatmen auf dem Höhepunkt der Atemwelle noch etwas mehr Luft. Etwas mehr geht immer.

- Atme durch die Nase aus. Wenn du der Meinung bist, dass alle Luft entwichen ist, stoße noch etwas mehr Luft durch die Nase aus.

- Wiederhole die Übung 5- bis 10-mal. Zähle dabei, um dich besser zu fokussieren: einatmen: 1, ausatmen: 2, einatmen: 3, ausatmen: 4.

- Du willst mehr Dehnung? Dann führe deine Arme über den Kopf, verschränke die Finger und drehe die Handflächen nach außen zur Decke. Indem du Arme und Finger gut streckst, fließt der Atem verstärkt in den oberen Brustkorb.

SCHACHTEL-ATMUNG

Dies ist eine bekannte Übung, die von den SEALs, einer Spezialeinheit der US-Marine, angewendet wird, um Stresssituationen zu meistern und ihre Konzentrationsfähigkeit in Ausnahmesituationen zu verbessern. Regelmäßiges, tägliches Üben kann dir dabei helfen, ruhig und ausgeglichen in den Tag zu starten.

Das bringt's

Verbessert den Fokus

Beruhigt den Geist

Bringt dich in die Gegenwart

- Stell dir eine Schachtel vor, während du durch die Nase einatmest und langsam bis 4 zählst.
- Halte die Luft in der Lunge und zähle wieder bis 4.
- Atme langsam durch die Nase aus, während du bis 4 zählst.
- Halte die Luft an und zähle bis 4.
- Wiederhole die Übung 2–5 Minuten.

einatmen

halten

halten

Stell dir die Schachtel-Atmung vor

Fühlst du dich ruhiger?
Konzentrierter?

Einige werden nur wenige Wiederholungen brauchen. Wenn du das Zählmuster zu einfach findest, erhöhe auf 5 ... 5 ... 5 ... 5; oder wenn es dir schwerfällt, zähle 3 ... 3 ... 3 ... 3.

ausatmen

BRÜCKEN-ATMUNG

Kommst du aufgedreht oder erschöpft von der Arbeit nach Hause? Gehst du sofort zum Kühlschrank, um eine Kleinigkeit zu essen, oder fällt es dir schwer, dich ohne ein bis zwei Gläser Wein zu entspannen?

Manchmal bringen wir unser Arbeitsleben mit nach Hause, und oft kann es eine echte Herausforderung sein, den Stress des Tages abzuschütteln. Jede der folgenden Übungen sollte dir helfen, den Übergang von der Arbeit zum Feierabend mit nur wenigen Übungsminuten zu überbrücken. Wenn du Zeit hast, gönne dir stets gleich nach dem Nachhausekommen eine kalte Dusche (s. S. 140). Sie hilft dir, den Stress „abzuspülen".

Das bringt's

Bringt das Nervensystem ins Gleichgewicht

Beruhigt den Geist

- Hast du ein ruhiges Zimmer zur Verfügung? Umso besser! Lege dich aufs Bett, auf ein Sofa oder auf den Boden (alternativ kannst du diese Übung auch im Sitzen ausführen).
- Lege eine Hand auf deinen Unterbauch (knapp unter den Nabel), die andere auf deinen oberen Brustkorb.
- Atme so durch die Nase ein, dass sich dein Bauch ausdehnt, und zähle langsam bis 5.
- Atme mit einem „Haaaaa" durch den Mund aus, bis aller Atem entwichen ist.
- Atme durch die Nase ein und zähle bis 5. Verlängere den Atemzug nun, um alle Luft in den oberen Brustkorb fließen zu lassen. Konzentriere dich dabei auf deine Herzgegend.
- Atme mit geschlossenen Lippen, aber einem entspannten Kiefer aus. Gib dabei über den gesamten Atemausstoß einen Summton von dir: „Mmmmmmm". Es sollte sich entspannt anfühlen, ohne die Stimmbänder oder das Atmungssystem anzustrengen.
- Wiederhole die Übung 5-mal.
- Spüre nach, was du fühlst: Bist du ruhiger? Zufriedener?

SCHÜTTEL DICH!

Nimm dir ein paar Minuten Zeit für diese Übung, bevor du dich nach der Arbeit an die Hausarbeit machst. Manchmal brauchen wir den Tag nur buchstäblich „abzuschütteln". Wenn du Platz, Zeit und verständnisvolle Mitbewohner und Nachbarn hast – dann tanze!

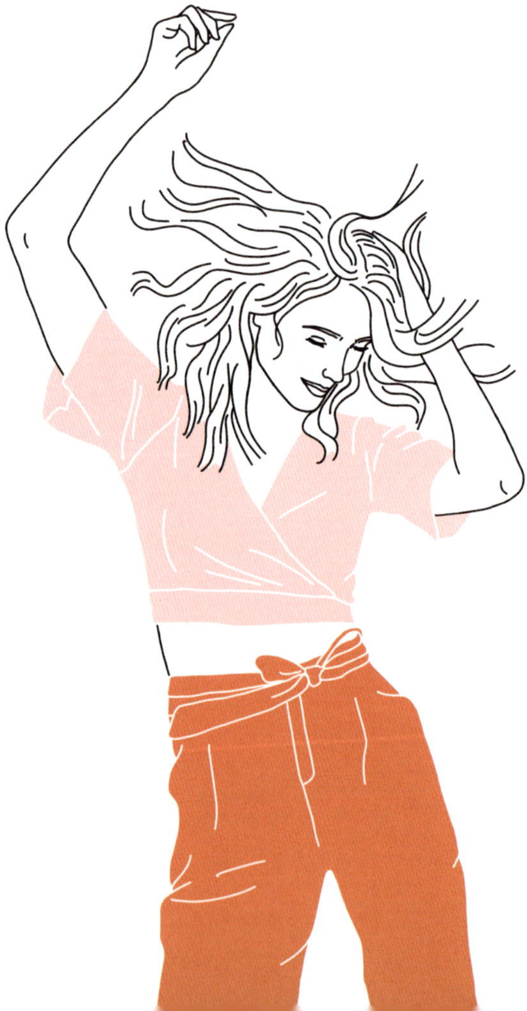

Das bringt's

Gut fürs Herz

Ruft Glücksgefühle hervor

Entspannt den Körper

- Hol dir deinen Lieblingssong, spiel ihn laut ab und bewege deinen Körper. Spüre nach, wie du atmest, während du tanzt oder dich bewegst.
- Wenn du dich beim Tanzen etwas unbeholfen fühlst, starte mit langsamen Bewegungen und schüttel den Körper aus. Beginne bei den Füßen, Knöcheln, Beinen, dem Rumpf, den Schultern, den Armen und dem Kopf. Spüre, wie du den Tag „abschüttelst". Du wirst dich danach so viel leichter fühlen!
- Bewege dich 3–4 Minuten.
- Lege oder setze dich nun bequem hin. Schließe die Augen und atme 5-mal durch die Nase tief in den Bauch ein.
- Spüre die Empfindungen in deinem Körper. Ist da mehr Energie im Rumpf? Fühlst du dich leichter, glücklicher?
- Denke nun noch an zwei positive Dinge, die dir heute passiert sind.

»Verloren sei uns der Tag, wo nicht ein Mal getanzt wurde.«

FRIEDRICH NIETZSCHE

2

TECHNIK

»Die digitale Welt ist nicht die Heimat des menschlichen Geistes.«

MAX STROM, ATEMLEHRER

Für einige Menschen sind die neuen Medien eine wunderbare Lebensader und ein Tor in eine andere Welt: Hier tauchen wir ein in fremde Kulturen, lernen neue Sprachen und Fertigkeiten, wir sprechen und verbinden uns mit Menschen an fernen Orten, während wir im selben Atemzug Schuhe kaufen, Häuser verkaufen, Geschäfte gründen und sogar einen Apparat programmieren können, der die Katze füttert, wenn man nicht zu Hause ist – all dies gesteuert über ein Metallkästchen zwischen den Händen. Das Mobiltelefon macht so süchtig, dass es mit Nikotin vergleichbar ist (wenn es auch informativer und unterhaltsamer ist als ein schneller Zug an der Zigarette) und fast die gesamte westliche Welt fest im Griff hat.

2014 führte James Roberts, Marketing-Professor an der Baylor University in Waco, Texas, eine Studie durch („Die unsichtbare Sucht: Handy-Aktivitäten und Suchtverhalten bei Studentinnen und Studenten"), in der er die Gewohnheiten von Smartphone-Nutzern unter die Lupe nahm und feststellte, dass sie die gleichen Symptome aufweisen wie Drogenabhängige. Er erklärt: „Manche Menschen nutzen Smartphones, um ihre Stimmung aufzuhellen. Dabei steigert sich die Zeit, die man am Gerät verbringt, immer weiter, um den Spaßfaktor aufrechtzuerhalten. Bei diesen Menschen kann der Verlust des Telefons oder ein kaputter Akku Angst oder Panik auslösen. Das ist Entzug."

Im Durchschnitt verbringt jeder Mensch täglich fast zwei Stunden in sozialen Medien, was sich im Laufe seines Lebens auf insgesamt fünf Jahre und vier Monate summiert – das sind sage und schreibe 31 Millionen Atemzüge, die wir für das Scrollen durch soziale Medien aufwenden.

Viele von uns würden dem weltberühmten Atemlehrer Max Strom zustimmen: Jeder Kontakt mit der Technologie beflügelt selten den Geist oder erzeugt seelisches Wohlbefinden. Tatsächlich mehren sich die Hinweise, dass wir uns umso ängstlicher und depressiver fühlen, je stärker wir uns von der Technologie abhängig machen. Unsere Technik-Besessenheit geht zu Lasten von lebenswichtigen Ressourcen des Planeten sowie von unserer geistigen Gesundheit und unseres Wohlbefindens.

Monatlich neue Upgrades und Influencer, die unter dem Druck stehen, ihr ganzes Leben stündlich und 365 Tage im Jahr zu vermarkten, können auch unser natürliches Benachrichtigungssystem auf den Kopf stellen. Hören wir eine eingehende Nachricht, einen Social-Media-Alarm, oder – OMG! – unser Telefon klingelt tatsächlich, kann unser Nervensystem in den „Kampf- oder Fluchtmodus" umschalten und fälschlicherweise glauben, dass wir einer echten Bedrohung ausgesetzt sind. Unser Nervensystem ist immer noch darauf ausgerichtet, in einer Welt mit weniger Ablenkung zu leben, und der emotionale Teil unseres Gehirns ist durch den Technologieboom neuen Gefühlen ausgesetzt. Noch alarmierendere Untersuchungen zeigen, dass die eifrigsten Smartphone-Nutzer 5 427-mal pro Tag auf ihr Handy klicken, tippen, darüberstreichen oder es anstöpseln.

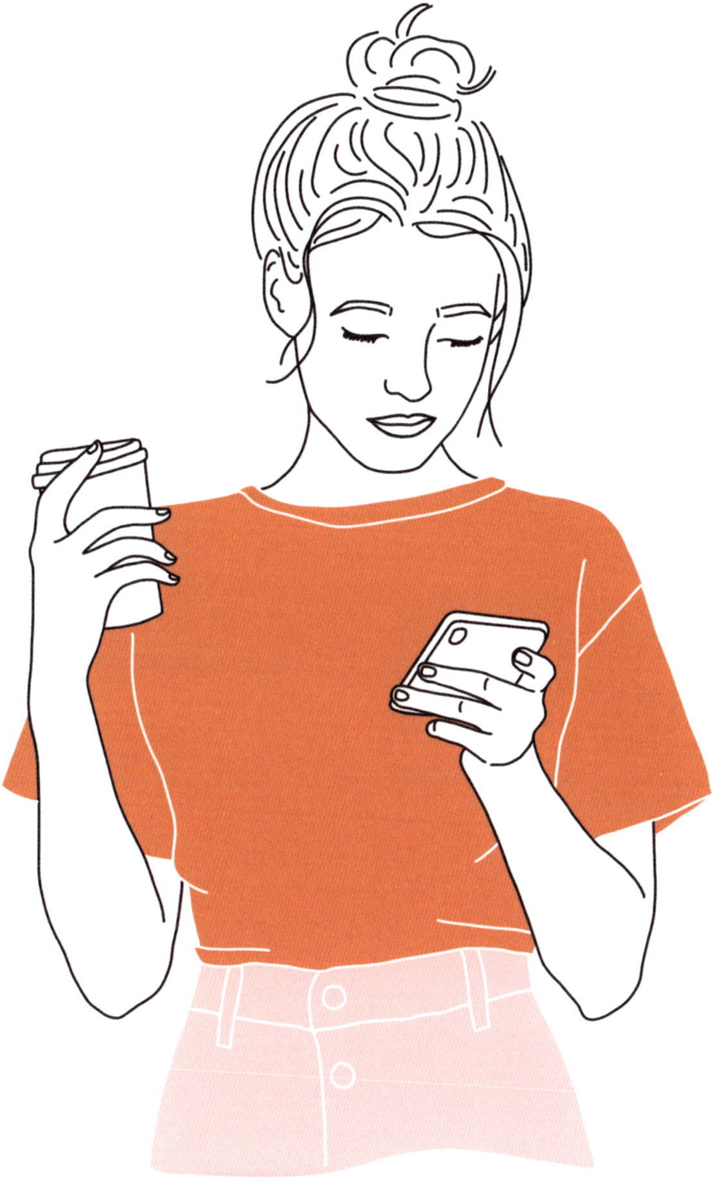

Stressfaktoren des modernen Lebens

Dr. Tiffany Watt Smith beschreibt in ihrem Buch „Das Buch der Gefühle" ziemlich moderne Emotionen, die wir wohl alle wiedererkennen:

TECHNOSTRESS
Wenn elektronische Geräte wütende und stressige Reaktionen hervorrufen.

CYBERCHONDRIA
Angst vor Krankheitssymptomen, die durch Internetrecherchen ausgelöst wird.

KLINGELANGST
Laut dem Psychologen Dr. David Laramie, der diesen Begriff geprägt hat, ist „Klingelangst" eine leichte Besorgnis, die uns glauben lässt, wir würden unser Telefon klingeln hören, obwohl es gar nicht klingelt.

All dies betrifft die zehn Prozent, die das Handy am häufigsten nutzen, was vermuten lässt, dass es sich um Ausnahmen handelt. Der Rest von uns hat jedoch im Durchschnitt immer noch mehr als 2 600-mal pro Tag irgendeine Form von Berührungskontakt mit dem Telefon.

Dieses moderne Suchtverhalten reißt uns aus der Gegenwart und lenkt uns oft so sehr ab, dass wir tatsächlich vergessen können, richtig zu atmen.

TECHNIK-APNOE

Vor einigen Jahren wurde mir bewusst, dass ich meinen Atem anhielt, während ich mein Telefon benutzte. Neugierig, ob dies auch auf andere Menschen zutrifft, bat ich Freunde und Klienten, ihre Atemgewohnheiten während der Bedienung technischer Geräte zu beobachten. Ich erfuhr bald, dass es eine moderne Epidemie der Atemnot gab, und prägte den Ausdruck „Technik-Apnoe".

WAS PASSIERT, WENN WIR DEN ATEM ANHALTEN?

Bewusstes Luftanhalten während professionell geführter Atemübungen kann sehr wohltuend für den Körper sein – so sehr, dass es die körperliche und geistige Ausdauer steigern kann. Das bewusste Luftanhalten produziert außerdem einen Reiz für die Produktion des „magischen Moleküls" Stickstoffmonoxid (siehe Zaubermolekül-Atmung auf Seite 58–59), das den Blutfluss erhöhen und zur Entspannung beitragen kann.

Stetiges, unbewusstes Luftanhalten kann dem Gehirn die Botschaft übermitteln, dass eine echte Bedrohung besteht – was uns unnötig ängstigt und stresst. Wenn du also das nächste Mal eine Textbotschaft schreibst, scrollst, eine E-Mail verfasst, Instagram nutzt oder einen Tweet schreibst, achte auf deine Atmung.

»Die Technik ist ein nützlicher Diener, aber ein gefährlicher Herr.«

CHRISTIAN LOUS LANGE

VERRÄTERISCHE ANZEICHEN VON TECHNIK-APNOE

Beißt du die Zähne zusammen? Ein zusammengepresster Kiefer kann das erste Anzeichen dafür sein, dass du den Atem anhältst.

Wie ist deine Körperhaltung – sind deine Schultern gebeugt? Eine gebeugte Haltung – Kinn auf der Brust, eingefallenes Zwerchfell – behindert eine gesunde, volle Atmung.

Ist dein Atem flach oder tief?

Hältst du den Atem an?

ATEM-BYTES

Rät dir tief in deinem Inneren eine weise Buddha-Stimme, in der Liebesbeziehung zu deinem Smartphone, Laptop, Fernseher oder zu anderen Geräten kürzerzutreten? Dann findest du hier einige Atemtechniken, die dir dabei helfen, deine Körperhaltung neu auszurichten, deinen Atem zu vertiefen und dich ins Hier und Jetzt zurückzuführen. Gewinne dein reales Leben zurück!

Die folgenden bewährten täglichen „Atem-Bytes" werden dir die Kraft geben, dich wieder mit deinem Atem zu verbinden statt mit deiner Technik. Wenn es dir gelingt, eine gesunde, bewusste Atemroutine in deinem Leben zu verankern, wirst du bald in den Genuss aller Vorteile kommen, die dies mit sich bringt: von einer verbesserten Körperhaltung bis hin zu einem gelassenen, bewussten Geisteszustand. Mit der Zeit und mit etwas Übung wirst du mehr Zeit damit verbringen, dich selbst aufzuladen – statt dein Telefon.

ICH ATME

Beginne jeden Tag damit, dich mit dir selbst zu verbinden, statt mit deinem Smartphone. Dabei hilft dir diese einfache Atemübung, und um ein wenig Pepp beizumischen, kannst du dir für jeden Tag ein Ziel vornehmen. Sage dir zum Beispiel beim Einatmen in Gedanken vor: „Ich atme neue Energie ein“, oder: „Ich werde weniger Zeit am Telefon verbringen.“ Und beim Ausatmen: „Ich lasse jede Art von Angst/Stress/Erschöpfung los.“

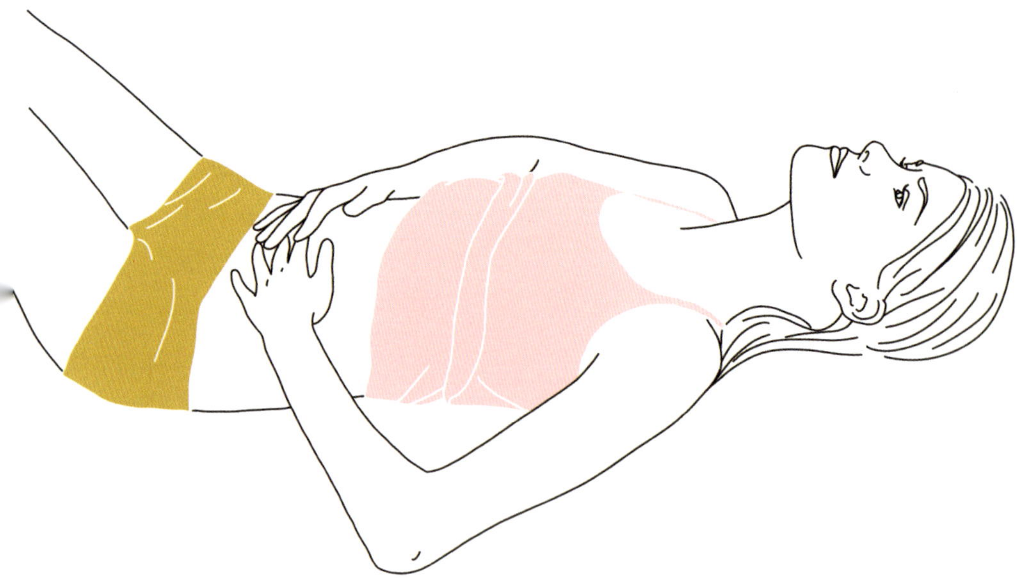

Das bringt's

Hilft, den Tag in friedvoller Stimmung zu beginnen

Beruhigt das Nervensystem

Bringt dich in die Gegenwart

- Lass nach dem Aufwachen die Augen geschlossen. Lege beide Hände auf den Unterbauch (direkt unter den Bauchnabel) und spüre, ob er sich beim Einatmen hebt. Verlangsame deinen Atem. Atme durch die Nase ein, verlängere das Einatmen ein wenig und konzentriere dich auf dein Schambein und deine Gesäßknochen.

- Du kannst dir deinen Atem als Welle vorstellen, bei der sich dein Bauch beim Einatmen hebt und beim Ausatmen senkt. Du brauchst dich weder anzustrengen noch zu zählen – nur in dich hineinzuhören. Lass deinen Atem durch die Nase ein- und ausströmen.

- Wiederhole 5 weitere volle Atemzüge und versuche, deinen Bauch bei jedem ausgedehnten Atemholen weiter anzuheben. Atme weich, ruhig und in gleicher Länge aus.

- Richte deine Aufmerksamkeit nun auf die Rückseite deines Körpers: den Bereich um deine Lendenwirbelsäule (den untersten Teil der Wirbelsäule).

- Nimm 5 Atemzüge und richte dein Bewusstsein bei jedem Ein- und Ausatmen auf die Rückseite deines Körpers. Wie bewegt sich dein Körper? Dehnt sich die Körperrückseite beim Einatmen aus? Sinkt deine Lendenwirbelsäule beim Einatmen in die Matratze ein?

- Du hast jetzt 10 tiefe, langsame, bewusste Atemzüge genommen und bist bereit für den Start in den Tag.

HANDY-NACKEN-STÜTZE

Überall sieht man Menschen, die mit dem Kinn auf der Brust auf ihre Telefone starren. Diese moderne „Telefonhaltung" belastet die Nackenmuskulatur (Splenius capitis, Rhomboideus, Sternocleidomastoideus) und schwächt die Treppenmuskeln (sie verbinden Kinn und Nacken). Die meisten von uns nutzen technische Geräte bis zu fünf Stunden täglich (das sind erstaunlich 4 000 Atemzüge), und dabei kann man überraschend schnell vergessen, voll und gesund zu atmen. Ein Mangel an Sauerstoffzufuhr zu diesen Muskeln führt zu Knoten, die sich unter Spannung in diesen unterstützenden Atemmuskeln einlagern. So kann uns jegliche Form der Technik – bei all ihrer Genialität – wortwörtlich „im Nacken sitzen". Führe diese Übung vor und nach der Benutzung deines Telefons durch.

Das bringt's

Löst Verspannungen im Nacken

Fördert die Nasenatmung

Kräftigt die Treppenmuskeln

Verbessert die Gesichtsmuskulatur

Tipp: Hast du Nackenprobleme? Dann verschränke deine Finger, führe sie hinter den Kopf und stütze ihn in deinen Handflächen ab. Stell dir vor, dein Kopf ruht in seiner eigenen handgemachten Hängematte.

- Ob du im Stehen oder Sitzen übst: Stelle deine Füße fest auf den Boden.

- Lass dir Zeit; hebe dein Kinn so weit nach oben an, bis du im vorderen Halsbereich eine Dehnung spürst (diese Muskeln neigen dazu, durchzuhängen, wenn du das Kinn in der Telefonhaltung zur Brust neigst).

- Führe deine Zungenspitze zur Decke der Mundhöhle und spüre den harten Gaumen. Schiebe die Zungenspitze etwas weiter nach hinten, bis du den hinteren weichen Gaumen spürst. Übe mit der Zungenspitze Druck auf das Gaumensegel aus, bis sich der vordere Halsbereich etwas anhebt (lege deine Fingerspitzen auf die Vorderseite des Halses, knapp unterhalb des Kinns. Dort solltest du eine leichte Bewegung spüren, wenn du die Zungenspitze vom harten nach hinten zum weichen Gaumen bewegst). Die Bewegung, die du an der Halsvorderseite spürst, kommt vom Zungenbein (Os hyoides) – dem einzigen Knochen, der nicht mit dem restlichen Skelett verbunden ist.

- Fällt es dir schwer, in den Bauch zu atmen und gleichzeitg die feinen Bewegungen der Nackenmuskeln auszuführen? Dann lege eine Hand auf den Unterbauch und die Fingerspitzen der anderen Hand leicht unter das Kinn. Klopfe mit der Zunge rhythmisch auf den Gaumen und spüre, wie sich die Muskeln unter dem Kinn/an der Vorderseite des Halses bewegen. So kannst du fühlen, wie sich die gesamte Umgebung deines Atmungssystems bei jedem Atemzug nach außen bewegt.

- Neige den Kopf nach hinten, das Kinn zeigt nach oben. Atme voll, langsam und lang durch die Nase ein und übe dabei mit der Zunge leichten Druck auf den harten Gaumen aus.

- Löse den Druck der Zunge am Gaumen, während du langsam durch die Nase ausatmest. Wiederhole die Übung über 3–5 volle Atemzüge.

- Noch einmal? Führe die Zungenspitze wieder zum weichen Gaumen.

ATEM AUFLADEN

Diese Übung steht häufig am Ende einer Yoga-Stunde, um die Yogis sanft aus dem Savasana herauszuführen oder um zu entspannen. Es ist eine effektive Methode, um den Geist zu jeder Tageszeit in die Gegenwart zurückzubringen, insbesondere wenn man längere Zeit am Computer verbringt. Auch wird sie deine Hände wärmen und deinen Fingerspitzen eine Pause gönnen.

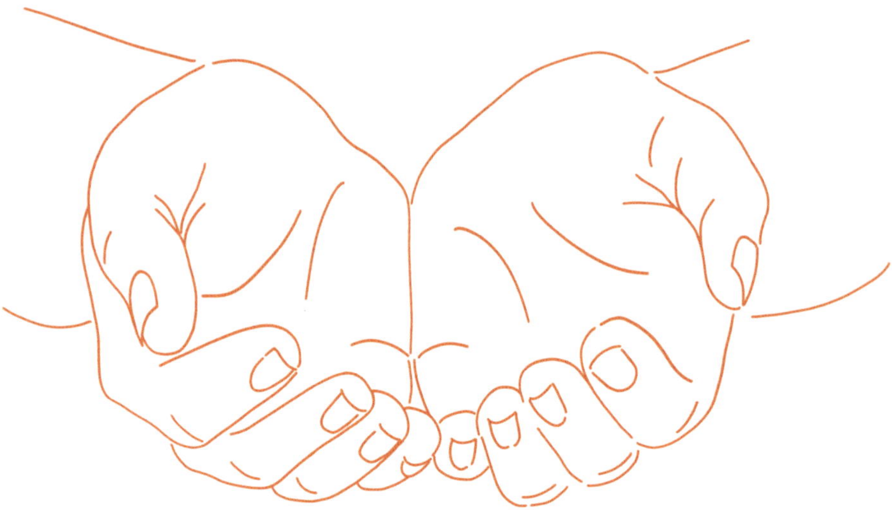

Das bringt's

Führt dich in die Gegenwart

Durchblutet Hände und Arme

Schärft den Fokus

- Lege deine Handflächen aneinander und reibe kräftig, bis du die durch die Reibung erzeugte Wärme fühlst. Reibe die Hände weiter, während du 5-mal bewusst durch die Nase in den Bauch ein- und ausatmest.

- Sobald sich deine Hände kribbelig und heiß anfühlen, nimmst du die Handflächen auseinander, wobei du etwas Abstand zwischen ihnen lässt. Du kannst dir vorstellen, dass du einen imaginären Ball hältst. Vielleicht spürst du, dass dein Herz während dieser Übung etwas schneller schlägt.

- Spüre die Hitze oder das Kribbeln an einer beliebigen Stelle in deiner linken Hand – in der Handfläche, den Fingerspitzen oder in der ganzen Hand.

- Richte nun deine Aufmerksamkeit auf die rechte Hand. Spürst du hier Hitze, ein Kribbeln oder andere Gefühle? Schließe die Augen, um die Wahrnehmung zu verstärken. Achte auf jegliche Form der Energie zwischen deinen Händen. Dein Bewusstsein wird sich mit zunehmender Übung schärfen, sodass du schließlich in der Lage sein wirst, einen „Energieball" zwischen deinen Händen zu spüren.

- Atme 5-mal ein und aus, während deine Hände den Energieball halten.

- Lege deine Hände nun auf deine Schultern oder ein anderes Körperteil, das deiner Meinung nach mehr Energie benötigt.

ZAUBERMOLEKÜL-ATMUNG

Dies ist eine wunderbare Übung, die du am Schreibtisch machen kannst. Sie beschäftigt deine Hände und hilft dir, dem Drang zu widerstehen, nach dem Telefon zu greifen.

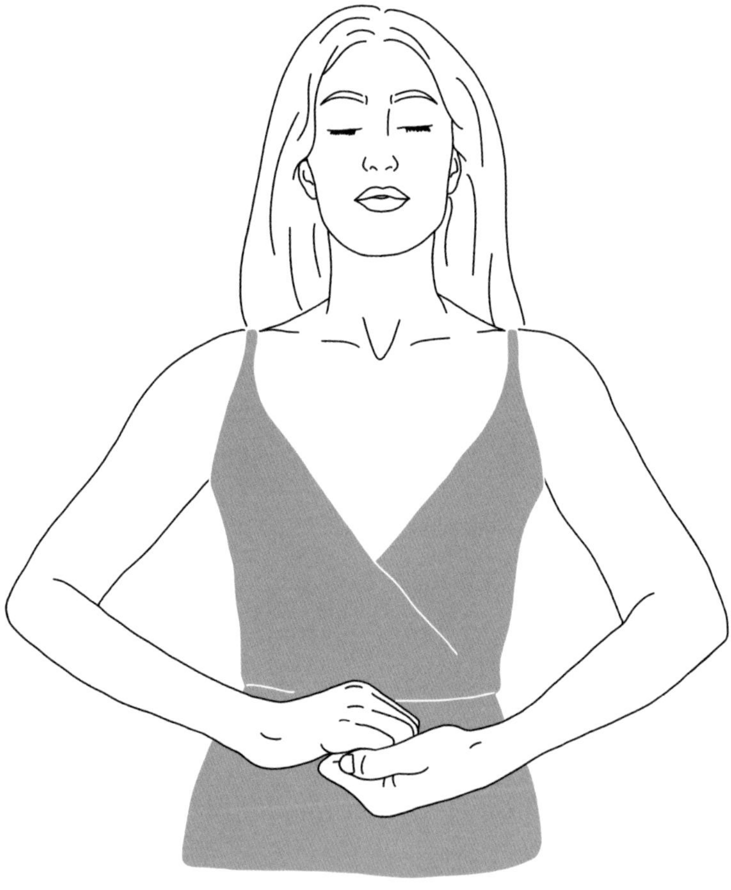

Das bringt's

Steigert die Produktion von Stickstoffmonoxid (s. S. 12)

Der Fingergriff kräftigt die Hände

Fördert Konzentration und Fokussierung

- Richte die Wirbelsäule auf und lege deine Hände in den Schoß: Die linke Handfläche zeigt nach oben, die rechte Handfläche liegt auf der linken und zeigt nach unten.
- Verschränke die Fingerspitzen der linken mit den Fingerspitzen der rechten Hand (siehe Abb.).
- Führe die Hände in dieser Position zum Unterbauch (direkt unterhalb des Nabels), sodass der Daumen der einen Hand und der kleine Finger der anderen Hand vor dem Nabel liegen.
- Atme tief in den Bauch ein und führe ihn sanft hin zu deinen Händen. Sobald der Atem in die Lunge einströmt, verstärkst du den Griff deiner Hände.
- Halte den Atem 5–7 Sekunden an (oder solange es dir angenehm ist).
- Atme langsam aus, wobei dein Bauch einsinkt. Bewege deine Hände sanft in Richtung Bauch. Atme voll aus und halte den Atem auf dem Höhepunkt der Atemwelle 5–7 Sekunden an.
- Übe 2 Minuten lang. Wechsle den Griff der Hände und beginne erneut.

Tipp: Falls dir geraten wurde, den Atem nicht anzuhalten, übe wie folgt: Einfach einatmen und währenddessen bis 5 zählen, dann ausatmen und ebenfalls bis 5 zählen.

BIENEN-ATMUNG

Es tut gut, die Augen und Ohren nach einem Tag vor dem Bildschirm auszuruhen. Bevor du abends zu Bett gehst, probiere dieses beliebte Yoga-Pranayama (Atemkontrolle), das deinen Geist zur Ruhe bringt und deine Augen entspannt. Übe zunächst mit offenen Augen, damit du dich mit den Anweisungen vertraut machen kannst. Wenn die Übung sitzt, schließe die Augen, um die Wirkung zu steigern. Die summenden Vibrationen werden das Gefühl der Ruhe verstärken.

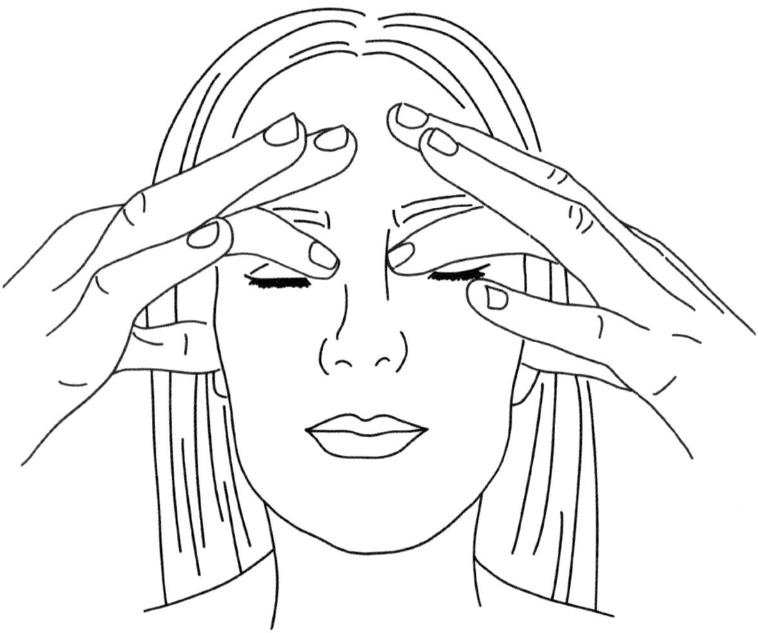

Das bringt's

Aktiviert das parasympathische Nervensystem

Fokussiert den Geist

Vertreibt negative Gedanken

- Führe beide Hände zum Gesicht und hebe die Ellbogen auf Höhe der Schultern. Verschließe mit den Daumen den Tragus beider Ohren (die kleine Klappe am Ohr-Eingang). Mittel- und Zeigefinger legst du sanft über deine geschlossenen Augenlider.
- Positioniere die Spitzen deiner kleinen Finger unter den Nasenlöchern, um den ein- und ausströmenden Atem zu spüren. Stimme dich auf die Geräusche in deinem Körper ein. Hörst du dein Herz schlagen? Beachte alle Schwingungen in deinem Inneren. Übe etwas mehr Druck mit deinen Daumen aus, wenn du ein Rauschen bemerkst.
- Atme einige Male ein und aus.
- Atme ein, während du bis 5 zählst.
- Schließe den Mund, wobei du zwischen den Zähnen einen Spalt offen lässt (der Kiefer ist entspannt). Atme mit einem langen „Mmmmm" aus, bis aller Atem entwichen ist. Spüre die Schwingungen in der Nasenhöhle, im Rachen und im Kopf.
- Wiederhole die Übung 5- bis 10-mal und achte auf alle Sinneswahrnehmungen. Bist du ein geübter Yogi, kannst du beim Einatmen die Ujjayi-Atmung genießen.

Tipp: Während dieser Übung solltest du niemals den Atem anhalten.

Handy-Fasten

Vermeide die „Technik-Apnoe"-Falle, indem du den Einsatz von Technik reduzierst. Kannst du gesunde Gewohnheiten in deinen Tagesablauf einbauen? Diese Tipps helfen, deine Bildschirmzeit zu verkürzen.

#HANDYFREIERFREITAG

Dies mag sich nach einem große Risiko anhören, aber versuche, dein Telefon an einem Tag pro Woche zu Hause zu lassen. Ist erst das anfängliche Gefühl überwunden, dass dir ein lebenswichtiges Organ fehlt, kann dies sehr befreiend sein, und du wirst mehr von deiner Umgebung wahrnehmen. Wenn du von zu Hause aus arbeitest, aktivierst du den „Nicht-stören"-Modus oder schaltest die Benachrichtigungen an diesem Tag aus. Das ist Glückseligkeit!

KAUFE EINEN LEISEN WECKER

Das Schlafzimmer sollte ein Rückzugsort zum Schlafen sein. Wenn du dein Telefon daraus verbannst, kannst du dich ein für alle Mal von den Verführungen des Bildschirms befreien. Wer bei dem Geräusch einer tickenden Uhr nicht einschlafen kann, kauft einen stummen Wecker, der selbst den empfindlichsten Schläfer sanft einschlafen und aufwachen lässt. Der stille Alarm sendet Licht oder Schwingungen aus, die dich behutsam darauf aufmerksam machen, dass es Zeit ist, die Augen zu öffnen und den Tag zu beginnen.

MINI-HANDY-FASTEN (NICHT VOR MITTAG EINSCHALTEN)

Schalte dein Telefon um 18 Uhr aus und widerstehe der Versuchung, dich vor der Mittagszeit am nächsten Tag einzuloggen. Diese telefonfreie Zeit hilft dir, tiefer zu schlafen und dich am nächsten Tag besser zu konzentrieren und zu fokussieren.

„KEIN KOMMENTAR"

Gönne dir eine Woche ohne Posts, Kommentare oder Likes. Die reale Welt dreht sich weiter.

DIGITAL DETOX #NOWIFINOCRY

Schalte einmal pro Woche (oder zunächst nur für einige Stunden) dein Wi-Fi aus. Gönne deinem Heim eine digitale Entgiftung und widme dich anderen Aktivitäten – Malen, Zeichnen oder Lesen werden sich viel positiver auf dein Nervensystem auswirken. Hast du Lust auf Abenteuer? Dann versuche es einmal mit einem Survival-Wochenende abseits des Stromnetzes. Lerne Überlebensstrategien in der Wildnis, wie Spurensuche und andere Fertigkeiten, die schon unsere Vorfahren beherrschten: Löffel anfertigen, Nahrungssuche, schnitzen. Und am wichtigsten: Lerne, dich wieder mit der Natur zu verbinden.

KONTAKTAUFNAHME DER ANDEREN ART

Triff Menschen wieder im wirklichen Leben. Dies mag anstrengend erscheinen, lohnt sich aber umso mehr, wenn ein Scherz oder ein Gespräch mehr als 50 Zeichen dauert. Wenn du nicht mobil bist, kaufe eine Postkarte (in einem echten Geschäft!) und schreibe ein paar Zeilen an Freunde oder Verwandte.

LÖSCHE DIESE APPS

Lösche alle Apps, die dich ablenken oder deine Zeit verschwenden. Das lässt sich einfach und schnell erledigen und gibt dir etwas Echtzeit zurück.

ENERGIERÄUBERN NICHT MEHR FOLGEN

Beherzige die Regel „Niemals vergleichen, niemals zweifeln". „Entfreunde" dich mit allen Menschen, die negative Gefühle in dir auslösen. Sie verdienen deine Aufmerksamkeit nicht.

LASS DEIN HANDY IN EINEM ANDEREN RAUM

Verzichte darauf, jede Nachricht sofort zu beantworten. Gewöhne dir an, dein Telefon nicht in dem Raum abzulegen, in dem du dich am häufigsten aufhältst.

DAS LEBEN FINDET DRAUSSEN STATT

Beschäftige dich mit anderen Dingen: Besuche eine Galerie, ein Museum oder einen Ort, an dem du noch nie warst. Mach einen Ausflug aufs Land, ohne Fotos oder Videos zu machen. Nimm dir Zeit, um innezuhalten und an den Rosen zu riechen.

3

SOZIALE ANGST

»Du kannst nicht alles kontrollieren, was dir widerfährt, aber du kannst entscheiden, dich nicht davon einschränken zu lassen.«

MAYA ANGELOU

Soziale Phobie, die Angst, in sozialen Situationen mit anderen Menschen in Kontakt zu treten, ist eine der häufigsten Formen psychischer Erkrankungen in unserer Zeit.

Manchmal können die spannendsten Einladungen – zu einem Sommerfest, zur Hochzeit eines Freundes oder zu einem geselligen Arbeitstreffen – eine unerwartete Flut von Sorge, Angst und Furcht auslösen. Wir finden Ausreden, um diese Einladungen höflich abzulehnen, und wollen damit Szenarien vermeiden, in denen wir vermeintlich zu viel oder zu wenig reden sowie Blickkontakten und Gesprächen aus dem Weg gehen.

Geht unser Plan schief und wir sind gezwungen, uns diesen Situationen zu stellen, kann es sein, dass wir zu ein paar Extragläschen oder -zigaretten greifen, um sie durchzustehen. Meist ist es nicht das eigentliche Ereignis, das wir meiden wollen, sondern die Gefühle, denen wir während dieses sozialen Austauschs ausgesetzt sind.

Manche Menschen können sich in bestimmten gesellschaftlichen Situationen so gestresst oder ängstlich fühlen, dass sie bereits vor dem Ereignis zappelig werden. Ihre Atemfrequenz kann sich erhöhen, da es sie übermäßig beunruhigt, alleine einen mit Menschen gefüllten Raum zu betreten. Ihr Herz kann rasen, vor Angst, niemanden zu kennen. Müssen sie gar eine öffentliche Rede halten, kann ihre Angst so akut sein, dass sie schwitzen oder zittern.

All diese Gefühle sind ein Zeichen dafür, dass das Nervensystem unter Druck steht und sich in einem sympathischen Zustand befindet, der die Kampf- oder Fluchtreaktion aktiviert. Der Umgang mit solch intensiven Ängsten kann dazu führen, dass wir uns unbehaglich fühlen und leicht die Kontrolle verlieren. Glücklicherweise können wir diese unerwünschten Gefühle mit ein paar bewussten Atemzügen auflösen, wenn wir uns mit der ein oder anderen Selbstberuhigungstechnik dagegen wappnen.

Jeder Mensch fühlt sich an bestimmten Punkten seines Lebens ängstlich – das ist nahezu unvermeidlich. Reagieren wir als Antwort auf diese unbehaglichen Gefühle mit gesunden Maßnahmen und üben diese ein, können sie uns helfen, gesellschaftliche Anlässe zu genießen, statt sie zu meiden. Die Überwindung sozialer Ängste kann auch dazu beitragen, Selbstvertrauen aufzubauen und uns immun dagegen zu machen – und so wirkt sich ein wenig Stress manchmal positiv auf uns aus. Es gibt einige superschnelle Beruhigungstechniken, wie etwa die ACU-Relax-Atmung „5-2-7" (s. S. 34–35) und die Schachtel-Atmung (s. S. 38–39), um die Nerven zu beruhigen. Hast du jedoch etwas mehr Zeit zur Vorbereitung, dann lies weiter und lerne hier einige bewährte Atemübungen zur Entspannung kennen, die den Druck in sozialen Situationen mildern.

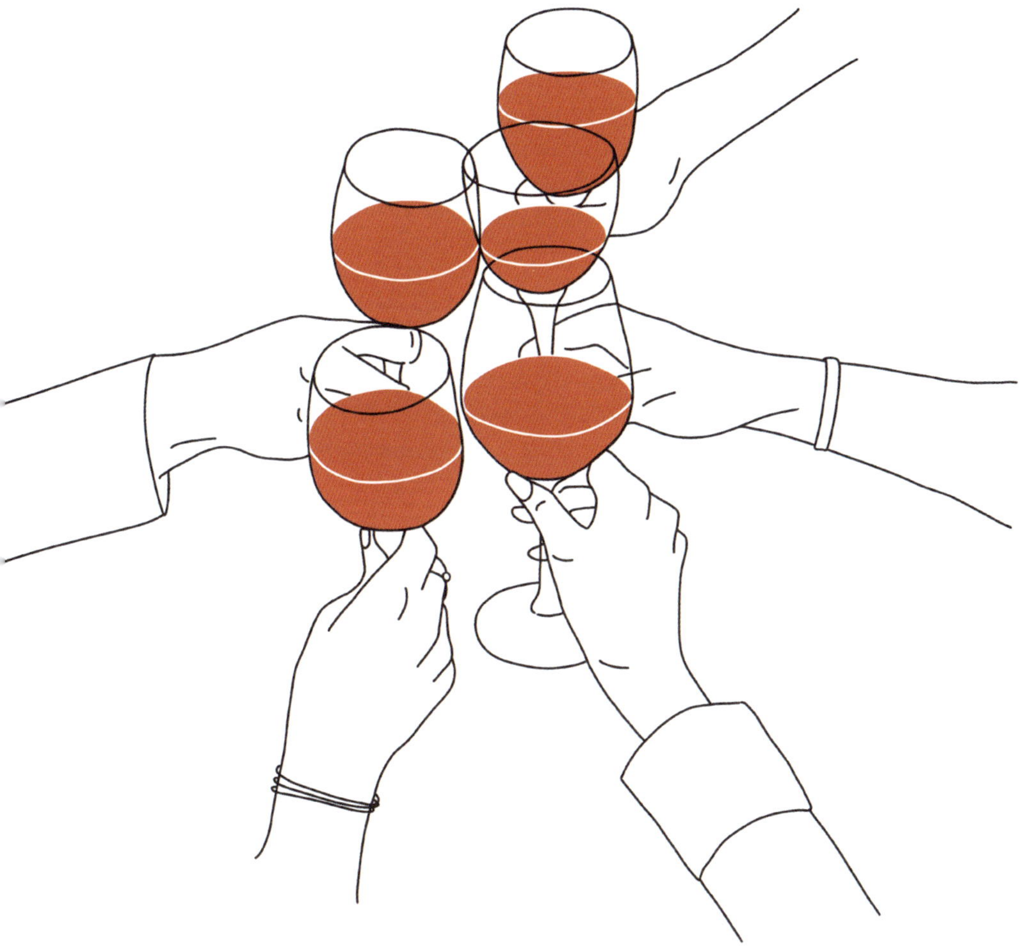

ATMEN MIT ÄTHERISCHEN ÖLEN

Der Geruchssinn ist 10 000-mal feiner als der Geschmackssinn. Die am Geruch beteiligten Nerven sind eng mit dem autonomen Nervensystem und dem Gefühlszentrum im Gehirn verbunden.

Das Einatmen bestimmter ätherischer Öle während einer einfachen Zwerchfell-Atemtechnik kann deren wohltuende Wirkung verstärken (siehe unten).

Nimm ein ätherisches Öl deiner Wahl und mische es mit einigen Tropfen Basisöl (z. B. Kokosnuss, Mandel). Diese Düfte helfen bei Angststörungen:

- Wild-Orange oder Jasmin – stärkt Selbstvertrauen und Energie; perfekt für ein Vorstellungsgespräch oder zur Beruhigung vor einem Termin
- Rose oder Bergamotte – reduziert Herzfrequenz und Blutdruck; besonders wertvoll vor einer öffentlichen Rede, wirkt beruhigend
- Lavendel – lässt dich zur Ruhe kommen; das perfekte Gegenmittel bei jeglicher Art von sozialer Angststörung

Trage das von dir gewählte Duftöl auf all deine Pulspunkte auf: hinter den Ohren, am Halsansatz, auf den Handgelenken, an der Innenseite der Ellenbogen oder in den Kniekehlen. Wenn du unterwegs bist, gib ein paar Tropfen auf ein Taschentuch und atme das Duftöl direkt daraus ein.

Das bringt's

Verringert die Atemfrequenz auf sechs Atemzüge pro Minute (bei fünf Sekunden einatmen, fünf Sekunden ausatmen) und aktiviert das parasympathische Nervensystem

Die positive Wirkung ätherischer Öle kann Geist und Körper zur Ruhe bringen

- Setze dich bequem hin und schließe die Augen. Scanne deinen Körper langsam von den Füßen bis hinauf zum Kopf, indem du in jedem Bereich auf mögliche Spannungen achtest. Beginne mit der linken Körperhälfte, dann ist die rechte Körperhälfte dran. Fühlt sich eine Seite leichter an als die andere?

- An Stellen, an denen du eine Verspannung spürst, stellst du dir einen kleinen Ballon vor. Konzentriere dich darauf, deinen Atem genau dort hinzulenken.

- Atme durch die Nase ein und stell dir vor, wie sich der Ballon aufbläht, während du bis 5 zählst. Spüre, wie du Raum in diesem Körperbereich schaffst.

- Atme mit gespitzten Lippen durch den Mund aus (wie durch einen Strohhalm), während du bis 5 zählst.

- Wiederhole die Übung 6-mal, bis sich die Spannung auflöst. Spüre dann weitere verspannte Bereiche im Körper auf, in die du hineinatmen kannst.

»Manchmal ist das Wichtigste an einem Tag die Ruhepause zwischen zwei tiefen Atemzügen.«

ETTY HILLESUM

SELBST-AKUPRESSUR-ATMUNG

Manchmal kann große Angst in eine Panikattacke übergehen. Die Folge sind Brustschmerzen, Herzklopfen und Atemnot. Panikattacken und die Ängste, die diese auslösen, hängen oft mit einem inneren Ungleichgewicht zusammen. Akupressur (leichte Berührung) auf bestimmte Körperbereiche kann Ängste abbauen und Emotionen ins Gleichgewicht bringen, indem sich Muskelverspannungen lösen. Du kannst sie leicht selbst durchführen. Lässt die Anspannung nach, vertieft sich deine Atmung und du fühlst dich ruhiger. Akupressur ist ideal, um Ängste zu kontrollieren und das Nervensystem neu auszurichten.

LAGE DER AKUPRESSUR-PUNKTE

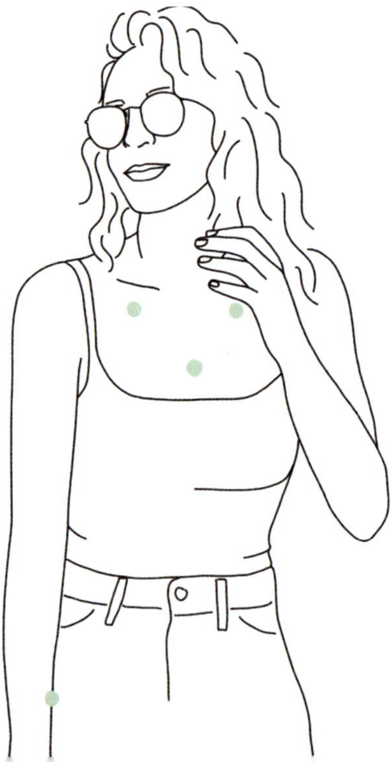

- Wenn du dich ängstlich oder nervös fühlst, bringt dieser Akupressurpunkt Erleichterung: Er liegt in der Mitte des Brustbeins – etwa vier Finger breit über dem unteren Ende des Brustbeins – und ist leicht zu finden. Ertaste die n-förmige Mulde, an der die Rippen zusammentreffen. Lege den kleinen Finger auf die Mulde und miss von hier aus vier Finger breit nach oben. Drücke einen oder zwei Finger auf diesen Punkt und atme einige Minuten langsam, lang und sanft in diesen Punkt hinein. Dies wird Spannungen in deiner Brust lösen, du solltest dich ruhiger und zentrierter fühlen. Du kannst die Übung auch durch langsames, achtsames Zählen ergänzen: einatmen 1 ... ausatmen 2 ... einatmen 3 ... ausatmen 4 ... dann weiter bis 10 oder 20. Zähle sehr langsam, um den Atem zu verlangsamen und den Geist neu zu fokussieren.

- Kündigt sich eine Panikattacke an, kannst du sie wie folgt kontrollieren: Drücke mit allen Fingerspitzen auf die Punkte im oberen Brustbereich knapp unterhalb des Schlüsselbeins, dort wo Schulter und Schlüsselbein zusammentreffen, sowie drei Finger breit darunter (s. Abb.). Ertaste empfindliche Stellen in diesem Bereich und halte die Finger darauf gedrückt. Atme gleichzeitig langsam und gleichmäßig durch die Nase in das Zwerchfell ein und aus. Die Augen sind möglichst geschlossen. Konzentriere dich fest darauf, deine Panik zu überwinden.

- Ein weiterer Akupressurpunkt, der bei Angstzuständen hilft und sehr wirksam ist, wenn du einen nervösen Magen oder Übelkeit verspürst, liegt an der Innenseite deines Unterarms über der Handgelenksfalte zwischen den beiden Sehnen. Folge einer Linie vom Mittelfinger bis zur Handgelenksfalte, miss von dort aus drei Finger breit nach oben und du bist richtig. Atme rhythmisch und langsam, während du auf diesen Punkt drückst – egal, ob am linken oder rechten Unterarm.

Wenn es die Zeit erlaubt, atme 5- bis 10-mal voll ins Zwerchfell, während du die oben beschriebenen Akupressurpunkte drückst. Konzentriere dich auf diese Bereiche, beginnend mit der Mitte des Brustbeins/Sternums, dann folgen die Punkte knapp unter den Schlüsselbeinen und zum Schluss die Punkte an beiden Unterarmen.

AFFIRMATIONS-ATMUNG

Affirmationen sind eine Art positives Selbstgespräch. Kombiniert mit langsamen, bewussten Atemzügen können sie negative Gedankenmuster infrage stellen und umwandeln. Am besten übst du bis zu 3-mal am Tag.

Die nebenstehenden Affirmationen sollen dich beim ausgedehnten Ausatmen unterstützen. So lassen sich Angstgefühle unterdrücken, da eine längere Ausatmung die Herzfrequenz verlangsamt und den Körper beruhigt.

- Lese die Affirmation in der linken Spalte aufmerksam (leise im Kopf), während du einatmest.
- Während du die Affirmation in der rechten Spalte liest, atmest du aus.
- Wiederhole dies 5- bis 10-mal und achte genau darauf, wie du jede Affirmation betonst. Mit jedem weiteren Mal verleihst du ihr mehr Nachdruck.
- Um mit dieser Technik dein Selbstbewusstsein zu stärken, ist es sehr effektiv, wenn du die positiven Affirmationen laut vor dem Spiegel aussprichst. Versuche es und schau, wie es sich anfühlt. Ändert sich deine Körperhaltung, wenn du beginnst, an die Worte zu glauben? Siehst du selbstbewusster aus?
- Denke dir eigene Affirmationen aus, etwa: „Ich brauche mehr Energie", oder: „Ich benötige mehr Liebe/Erholung." Schreibe dir eine Affirmation auf, die dich jeden Tag beflügelt.
- Du kannst die Affirmationen auf Kärtchen schreiben und im Geldbeutel/deiner Tasche mitnehmen. So erinnerst du dich immer daran, zu üben.

Mögliche Affirmationen

Lese die Sätze in der linken Spalte und atme ein; atme zu den Sätzen in der rechten Spalte aus.

EINATMEN	AUSATMEN
Ich leiste Widerstand.	Ich schaffe Raum für diese negativen Gefühle und Gedanken.
Dieses Gefühl geht vorüber.	Ich bin weit mehr als diese Gefühle und Gedanken.
Beim Einatmen komme ich zur Ruhe.	Beim Ausatmen fühle ich mich leichter und konzentrierter.
Tiefes Atmen ist mein Rettungsanker.	Ich lasse all den Stress, die Spannung und die Angst in mir los.
Ich atme ein und lächle.	Beim Ausatmen wird jeder einzelne Teil von mir weich und findet Ruhe.

FORMEN-ATMUNG

Viele Menschen sagen, dass die Angst am größten ist, während sie auf ein Ereignis oder einen Termin warten. Sind sie erst „in Aktion“, schmilzt die Angst dahin. Folgende Übung eignet sich bestens für diese Momente, etwa vor einem Zahnarzttermin, sobald du anfängst, genauer darüber nachzudenken, und sich die Angst aufbaut. Übe sie 5–10 Minuten, während du wartest.

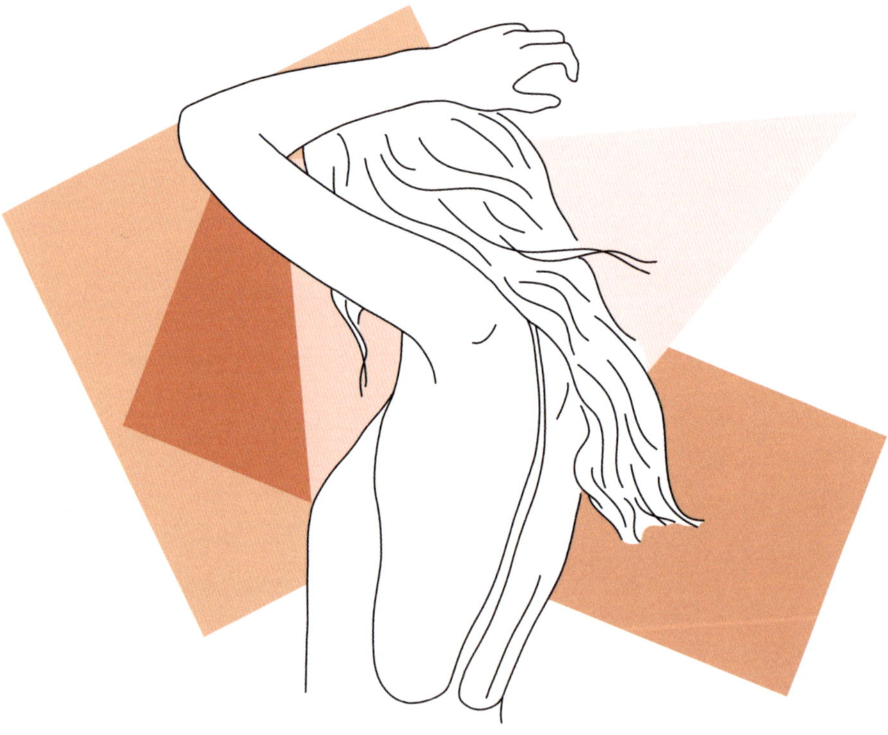

Das bringt's

Beruhigt das Nervensystem

Lenkt die Gedanken in eine andere Richtung

Baut Stress ab

△ Schau dich um: Welche Formen siehst du?

△ Gibt es Rechtecke, Quadrate oder Dreiecke in diesem Raum? Hängen Poster an der Wand? Du kannst die Übung überall ausführen: an der Bushaltestelle, im Büro, im Wartezimmer.

△ Für jedes Dreieck atmest du ein und zählst bis 3. Halte den Atem an und zähle bis 3. Atme aus, während du bis 3 zählst. Wiederhole die Übung 3-mal. Die Anzahl der Linien einer jeden Form bestimmen die Übung. Forciere den Atem nicht und atme durch die Nase ein und aus.

△ Schau dich erneut um und nimm dir die nächste Form vor.

△ Für ein Quadrat oder Rechteck zählst du jeweils bis 4: Einatmen (4), Luft anhalten (4), ausatmen (4), Luft anhalten (4). Verlangsame die Atmung und wiederhole die Übung 4-mal.

»Es nützt nichts, den Regenschirm aufzuspannen, bis es regnet.«

ALICE CALDWELL RICE

4

SCHLAF

»Kein Aspekt unserer Biologie bleibt vom Schlafentzug unberührt.«

DR. MATTHEW WALKER, NEUROWISSENSCHAFTLER

Wir verschlafen mehr als ein Drittel unseres Lebens. Das sind etwa 165 000 000 Atemzüge, wenn wir das hohe Alter von 80 Jahren erreichen. Schlaf – und noch wichtiger die Qualität unseres Schlafes – ist unerlässlich für ein gesundes, langes Leben. Der Tiefschlaf unterstützt das Immunsystem, reguliert den Stoffwechsel und verbessert die Lern- und Erinnerungsfähigkeit.

Das aufschlussreiche Buch *Why We Sleep: The New Science of Sleep and Dreams* von Dr. Matthew Walker, Professor für Neurowissenschaften und Psychologie an der Berkley-Universität von Kalifornien, zeigt:

„Laut epidemiologischer Studien über die durchschnittliche Schlafdauer verbringen Millionen von Menschen unwissentlich Jahre ihres Lebens in einem suboptimalen Zustand psychologischer und physiologischer Funktionen, wobei sie aufgrund ihrer blinden Hartnäckigkeit, zu wenig zu schlafen, ihr geistiges oder körperliches Potenzial nie steigern."

Welcher Teil des Gehirns ist für den lebenserhaltenden Tiefschlaf zuständig? Es scheint, dass Schlaf- und Atmungszentren zusammenhängen. Der Hirnstamm – insbesondere die Brücke (Pons) und das verlängerte Mark (Medulla oblongata) – ist für den Rhythmus der unbewussten Atmung verantwortlich und spielt auch im REM-Schlaf (Rapid Eye Movement) eine besondere Rolle. Er sendet Signale, um die Muskeln zu entspannen, welche die Körperhaltung und Bewegung der Gliedmaßen steuern, damit wir unsere Träume nicht „ausleben".

WAS PASSIERT MIT UNSERER ATMUNG IM SCHLAF?

Besteht ein Zusammenhang zwischen der Art und Weise, wie wir atmen, und der Qualität unseres Schlafs? Schauen wir uns an, was mit unserem Atem passiert, während wir „außer Gefecht" sind.

Wie andere Körperfunktionen verläuft auch der Schlaf zyklisch. Es gibt vier Schlafstadien, und unser Atemmuster ändert sich mit jedem Stadium, in dem wir uns befinden. Alle vier Phasen bilden einen Schlafzyklus und können bis zu 90 Minuten dauern. Wir sollten pro Nacht etwa fünf oder sechs Zyklen Nicht-REM- und REM-Schlaf durchlaufen, wobei gegen Morgen immer längere, tiefere REM-Perioden auftreten. Für einen gesunden Körper und Geist ist es empfehlenswert, jede Nacht acht Stunden ohne Unterbrechung zu schlafen.

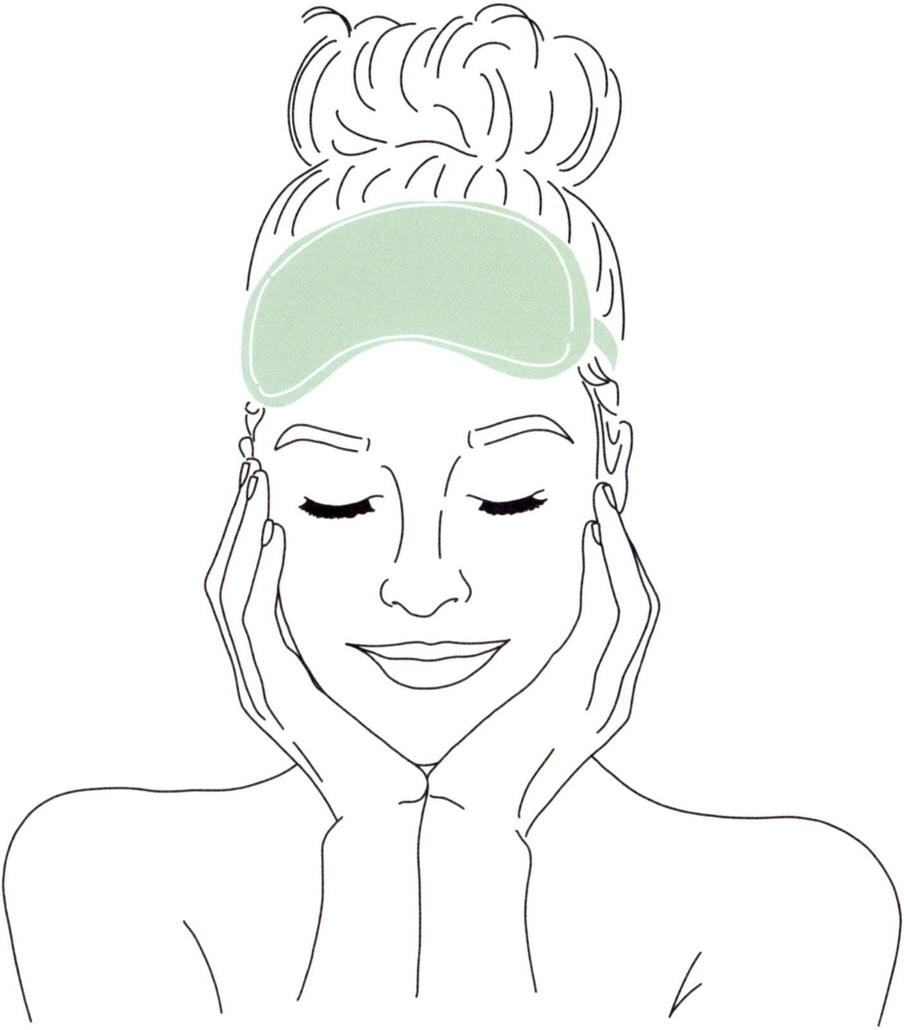

ATEMPHASEN

So ändern sich die Atemfrequenz sowie andere körperliche Vorgänge in jeder Schlafphase.

PHASE 1

Während dieses relativ kurzen Übergangs vom Wachzustand in den Schlaf wird im Nicht-REM-Schlaf die Atemfrequenz langsamer. Ebenso verlangsamen sich die Augenbewegungen, der Herzschlag und die Gehirnwellen. Die Muskeln beginnen sich zu entspannen, zucken aber noch gelegentlich.

PHASE 2

Diese Nicht-REM-Schlafphase ist die Zeit des leichten Schlafs. Atmung und Herzschlag werden noch langsamer, die Muskeln entspannen sich weiter. Die Körpertemperatur sinkt, die Augenbewegungen stoppen. Die Hirnwellenaktivität verlangsamt sich, zeigt aber kurze Ausbrüche elektrischer Aktivität; große Mengen an Gedächtnisverarbeitung sind im Gange. Du verbringst mehr von den sich wiederholenden Schlafzyklen in Phase 2 als in anderen Schlafphasen.

PHASE 3

Der Nicht-REM-Schlaf ist die Zeit des Tiefschlafs, den du brauchst, um Energie zu sammeln. Atemfrequenz und Herzschlag verlangsamen sich in dieser Schlafphase auf den niedrigsten Wert. Sie tritt in der ersten Hälfte der Nacht über längere Zeiträume auf. Die Muskeln sind entspannt, und es kann schwer sein, aus dieser Schlafphase geweckt zu werden. Die Hirnwellen werden noch langsamer.

PHASE 4

Im REM-Schlaf wird der Atem schneller und unregelmäßiger, was mit der Zunahme der Hirnstromwellenaktivität zusammenfällt. Tatsächlich ist das Gehirn so aktiv, dass es sich nahe am Wachzustand befindet. Blutdruck und Herzfrequenz steigen. Es ist eine faszinierende Tatsache, dass Arme und Beine in dieser Phase vorübergehend gelähmt werden und die Muskeln ihren Tonus verlieren. Die meisten Träume treten während des REM-Schlafs auf, obwohl wir auch im Nicht-REM-Schlaf träumen können. Der REM-Schlaf ist für Kreativität und intelligente Entscheidungsfindung unerlässlich.

»Es gibt vieles, was Schlaf bewirken kann, was die Medizin derzeit noch nicht schafft. Solange es die Wissenschaft rechtfertigt, sollten wir das kraftvolle Potenzial des Schlafes nutzen, um unsere Patienten gesund zu machen.«

DR. MATTHEW WALKER, NEUROWISSENSCHAFTLER

WIE WIR UNS BESTMÖGLICH AUF DAS ULTIMATIVE NICKERCHEN VORBEREITEN

Es ist wichtig, sich auf den Schlaf vorzubereiten. So wie wir morgens duschen, um aufzuwachen, kann uns die Entspannung von Körper und Geist vor dem Schlafengehen einen tieferen, erholsameren Schlaf bescheren.

Durch ständige Reize, künstliches Licht, Geräusche und Bildschirme machen es uns unsere modernen Lebensgewohnheiten immer schwerer, gut zu schlafen. Ein Schlafritual, das den Geist abends in eine ruhige und entspannte Stimmung versetzt, kann helfen, in einen tiefen, vitalisierenden Schlaf hinüberzugleiten, der die Gesundheit und Körperfunktionen positiv unterstützt.

Wenn wir es schaffen, Körper, Atem und Geist zu entspannen, bevor wir das Land der Träume betreten, kommen wir umso wahrscheinlicher in den Genuss aller Vorteile eines erholsamen Schlafs. Muskelentspannung, Augentraining und Atemtechniken, die den Atem zur Ruhe bringen, bilden die perfekte Brücke zum vollkommenen Schlaferlebnis.

Meine eigene Schlafqualität hat sich durch Yin-Yoga erheblich verbessert. Meine Lieblingslehrerin für diese Yoga-Lehre ist Vanessa Bridgman. Auf den folgenden Seiten gibt sie ihre besten und superberuhigenden Yin-Yoga-Tipps und -Stellungen weiter, die uns auf das Land der Träume vorbereiten.

»Gesundheit mit Medizin wiederherzustellen, ist nicht so gut, wie Gesundheit durch Ernährung zu verbessern, aber Gesundheit durch Schlaf zu erhalten, ist die beste Behandlung von allen.«

CHINESISCHES SPRICHWORT

WARUM YIN-YOGA-ÜBUNGEN ZU GESUNDEM SCHLAF VERHELFEN

Beim Yin-Yoga geht es darum, Stellungen zu finden, bei denen das Muskelgewebe nicht aktiviert oder beansprucht wird. Es geht vielmehr darum, Faszien, Sehnen und Bänder zu dehnen und jede Stellung 1–5 Minuten zu halten. Auf einer tieferen Ebene können wir diese Praxis nutzen, um unser Gedankenkarussel zu stoppen und unseren Geist auf unsere Körperwahrnehmung zu lenken. Dieser beruhigende Effekt führt uns heraus aus der Hektik des Alltags. Indem wir die Atmung verlangsamen und verlängern, können wir das parasympathische Nervensystem unterstützen und uns voll und ganz auf die Nachtruhe vorbereiten.

Yin-Yoga übt man am besten am Ende eines Tages aus – idealerweise nach einem heißen Bad oder einer Dusche, wenn der Körper entspannt und warm ist. Auf den Seiten 84–86 findest du zwei Stellungen, mit denen du angestaute Spannungen in deinem Körper lösen und einen ruhigen Schlaf fördern kannst.

DIE YIN-YOGA-PRAXIS

Finde die für dich beste Ausgangsposition.

Lockere dich ein wenig. Nimm dir Zeit, um dich in deinen Körper hineinzufühlen.

Finde deine Grenze! Übe mit Gefühl, aber an der äußersten körperlichen Leistungsfähigkeit.

Bau dir eine Festung! Nutze zur Unterstützung alles, was du brauchst: Kissen, Decken usw. Dein Körper wird es dir danken und sich weiter öffnen und entspannen.

Halte die Position am besten 1–5 Minuten.

Lass los!

BEINE AN DIE WAND

VIPARITA KARANI

Wenn du den ganzen Tag auf den Beinen warst, kannst du deine untere Körperhälfte auf „Reset" schalten. Stütze dazu deine Beine über deinem Kopf an einer Wand ab. Du kannst bequem im Bett üben.

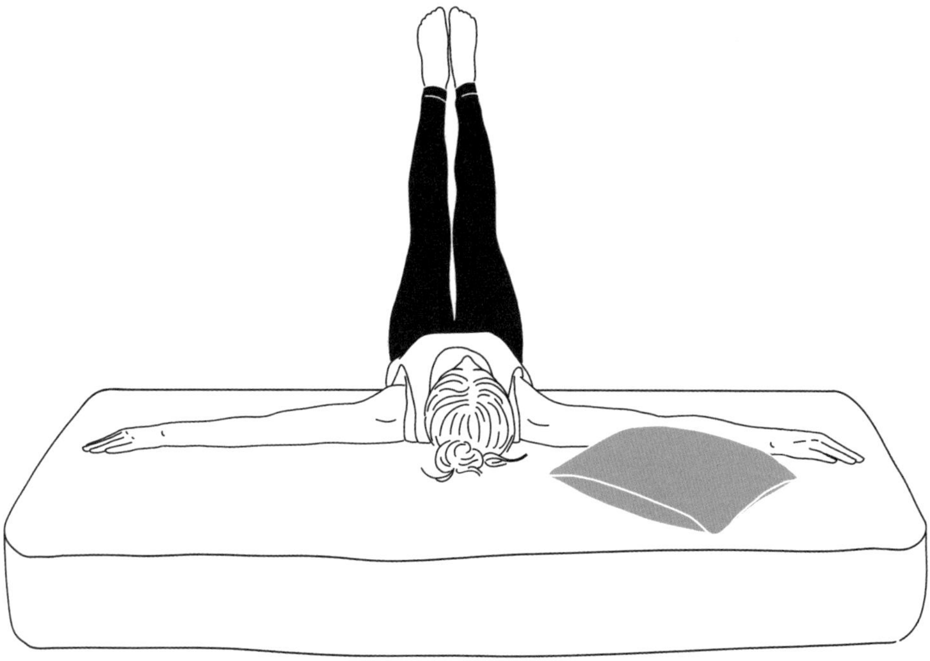

Das bringt's

Entlastet das Herz, da es weniger stark pumpen muss, und die Herzfrequenz verlangsamt sich

Verbessert die Durchblutung, da das Blut aus den Beinen in den Unterkörper abfließt

Hilft gegen angeschwollene, müde Beine

- Rücke mit den Hüften nah an die Wand (oder das Kopfende des Bettes) heran. Lege den Oberkörper ab und schwinge die Beine im Liegen nach oben. Vielleicht brauchst du ein paar Stützen unter deinem Kopf oder im Lendenbereich, etwa eine Decke oder ein Kissen.

- Entspanne alle Muskeln – in deinen Beinen und im ganzen Körper. Wenn du magst, strecke die Arme seitlich aus. Oder lege die Arme mit angewinkelten Ellenbogen über deinen Kopf, um die Schultern zu entspannen.

- Halte diese Position 5–15 Minuten. Vielleicht tut es dir gut, die Beine zu spreizen oder die Fußsohlen aneinanderzulegen und die Knie zu öffnen? Reagiere auf deinen Körper, indem du genau auf seine Bedürfnisse achtest.

SITZENDE VORWÄRTSBEUGE

Die Vorwärtsbeuge umfasst alle Vorzüge, die wir mithilfe jeder Übung in der Yin-Yoga-Praxis erreichen wollen: Selbstbeobachtung, Dehnung und Loslassen.

Das bringt's

Lindert Stress und Ängste

Hilft bei Bluthochdruck

- Setz dich auf die Bettkante, die Füße hüftbreit auf dem Boden. Rolle den Oberkörper über die Beine nach unten ab. Er ruht nun auf den Beinen. Arme, Schultern und Kopf hängen nach unten.
- Die Füße fest auf dem Boden, richtest du deine Aufmerksamkeit nach innen. Fühle, wie sich beim Einatmen dein Bauch an die Beine schmiegt. Entspanne beim Ausatmen alle Körperteile, indem du Kiefer und Stirn „loslässt".
- Halte die Position etwa 3 Minuten und lass den Alltag abgleiten. Lass deinen Atem sanft und langsam fließen.

Tipp: Für Menschen mit Rückenbeschwerden ist die Übung nicht geeignet.

MITTERNACHTS-ATMUNG

Vor dem Einschlafen können wir nur hoffen, dass wir nach acht Stunden ruhigem Schlaf am nächsten Morgen voll Vitalität und Energie erwachen. Leider aber wachen wir wesentlich häufiger irgendwann in der Nacht auf.

Eine Studie kanadischer Gesundheitsexperten ergab 2017, dass wir sieben Jahre unseres Lebens nachts wach liegen und versuchen einzuschlafen – das sind ca. 43 Millionen Atemzüge. Was wäre, wenn diese Atemzüge uns ins Land der Träume zurückbringen könnten? Folgende Atemtechniken helfen beim Einschlafen, wenn du nachts aufwachst.

»Wir verbringen in unserem Leben etwa 43 435 000 Atemzüge damit, einzuschlafen.«

SUPER-SCHLUMMER-HELD

Guter Schlaf ist eine Wunderwaffe, und ich fühlte mich lange Zeit wie eine Comic-Superheldin. Diese einzigartige Gabe kam mir leider nach der Geburt meines ersten (und zweiten) Kindes abhanden. Ich litt plötzlich an Schlaflosigkeit. Ich schien in ein dunkles Land eingedrungen zu sein, in dem meine Nächte überaktiv waren, während ich mich halb betäubt durch den Tag quälte.

Das Positive daran: Im Nachhinein waren diese Nächte die perfekte Spielwiese für mich, um mein Gehirn mit diversen Atemübungen in einen schlafähnlichen Zustand zu versetzen. Nachdem ich sechs Monate lang alles ausprobiert hatte, vom Anpassen meiner Atemzüge an das Schnarchen meines Partners bis hin zu jeder Atemübung unter dem Mond, hier meine Lieblingsatemtechnik, um den Schlaf einzuleiten.

»Ein aufgewühlter Geist ist ein unruhiges Kissen.«

CHARLOTTE BRONTË

GUTE-NACHT-ATMUNG

Dr. Ben Marshall, beratender Arzt für Atemwegserkrankungen am Universitätsklinikum Southampton, empfiehlt diese Atemtechnik zum Einschlafen.

Das bringt's

Beruhigt den Geist

Bringt das Nervensystem ins Gleichgewicht

Stimuliert das parasympathische Nervensystem

Das Anhalten des Atems setzt Stickstoffmonoxid frei

Einfach zu merken

- Lege dich bequem hin.
- Los geht's mit Muskelanspannung und -entspannung. Atme ein, während du alle Muskeln des Körpers anspannst. Presse deine Hände zu Fäusten zusammen und spanne Arm- und Beinmuskeln an, ebenso alle Muskeln in deinem Gesicht.
- Entspanne alle Muskeln beim Ausatmen.
- Wiederhole dies ein paarmal.
- Öffne den Kiefer ein wenig und berühre mit der Zungenspitze den harten Gaumen.
- Atme 3–4–5 wie folgt: Durch die Nase einatmen, bis 3 zählen. Den Atem anhalten, bis 4 zählen. Durch den Mund ausatmen, bis 5 zählen. Wiederhole die Übung 10-mal – oder bis du einnickst.

GÄHN-ATMUNG

Das ist wirklich einfach. Dein Körper wird glauben, er sei mehr als bereit für einen tiefen Schlaf.

Wenn du nachts aufwachst, fang einfach an zu gähnen. Anfangs musst du vielleicht so tun, als ob, aber bald wirst du wirklich gähnen – am besten tief und 10-mal. Der ganze Körper macht mit: Strecke Arme und Beine mit weit offenem Mund. Lass los, während du den Mund schließt. Bald wirst du alle Vorteile des Gähnens schätzen. Es entspannt nicht nur den Körper, es erfrischt auch das Gehirn.

AUGEN WEIT GESCHLOSSEN

Hast du je bemerkt, dass Babys blinzeln, wenn sie gegen den Schlaf ankämpfen? Was, wenn dies eine angeborene Intelligenz ist, die sie tiefer schlafen lässt? Hier eine Übung zur Koordination von Augen und Atmung, die dich hoffentlich schnell wieder einschlummern lässt.

Das bringt's

Bringt dich zur Ruhe

Reduziert die Herzfrequenz und senkt den Blutdruck

- Atme langsam durch die Nase ein und blinzle mit offenen Augen.
- Atme durch den Mund aus und blinzle mit geschlossenen Augen.
- Wiederhole die Übung, selbst wenn du merkst, dass du wegdämmerst. Blinzle beim Einatmen immer wieder mit den Augen und schließe sie beim Ausatmen. Irgendwann solltest du den Punkt erreichen, an dem es wirklich schwerfällt, die Augen zu öffnen.
- Du kannst beim Üben auch zählen, wenn du dich konzentrieren willst.
- Einatmen und mit offenen Augen blinzeln: 1 ... 2 ... 3 ... 4.
- Ausatmen und mit geschlossenen Augen blinzeln: 1 ... 2 ... 3 ... 4.

A STEHT FÜR – ATMEN

Dies ist eine recht ungewöhnliche Technik, die mir in den frühen Morgenstunden in den Sinn kam und mir bei schlaflosen Stunden oft geholfen hat. Das gleichmäßige langsame Ein- und Ausatmen durch das linke Nasenloch trägt dazu bei, den Parasympathikus zu aktivieren und den Körper runterzufahren – eine hervorragende Vorstufe zum Schlaf. Nimm das A-Wort-Spiel zu dieser Übung hinzu, damit sich deine Gedanken nicht überschlagen.

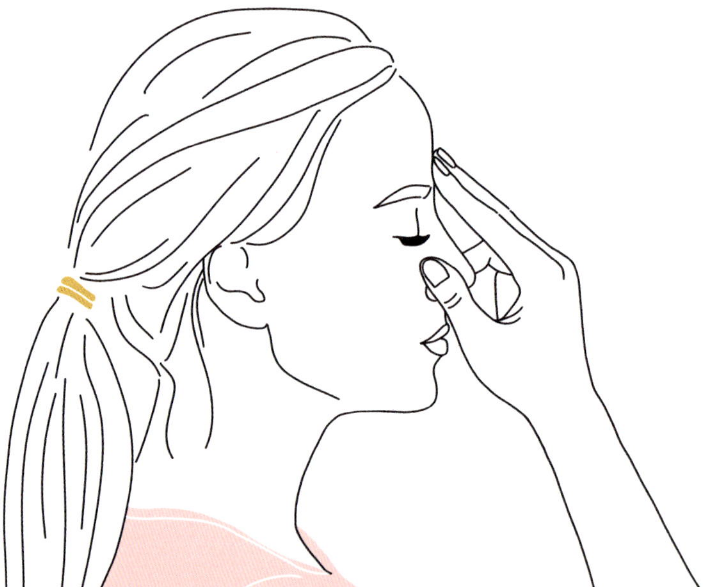

Das bringt's

Fokussiert den Geist

Lenkt die Gedanken von Alltagsproblemen ab

Hilft dir beim Einschlafen

- Lege dich bequem hin, entweder auf den Rücken oder auf die Seite. Die Augen sind sanft geschlossen, der Kiefer ist entspannt.
- Atme durch das linke Nasenloch: Dazu verschließt du das rechte Nasenloch zu 90 Prozent, indem du einen Finger auf den rechten Nasenflügel drückst und dabei einen kleinen Luftspalt offen lässt. Atme langsam nur durch das linke Nasenloch ein und aus. Es kann sein, dass dir dein linkes Nasenloch leicht verstopft vorkommt – ein Hinweis darauf, dass dein rechtes Nasenloch dein dominantes Nasenloch beim Atmen ist (darum wird es nicht ganz verschlossen).
- Atme langsam und gleichmäßig durch das linke Nasenloch ein und denke an ein Wort, das mit A beginnt (z. B. „Atem").
- Während du durch das linke Nasenloch ausatmest, versuchst du, dir das Wort bildlich vorzustellen (jemanden, der ausatmet).
- Atme langsam durch das linke Nasenloch ein und denke an ein anderes Wort, das mit A beginnt (z. B. „Ananas").
- Beim Ausatmen durch das linke Nasenloch stellst du dir das Wort bildlich vor.
- Denke dir weitere Wörter mit dem gleichen Anfangsbuchstaben aus und stelle sie dir bei jedem Ein- und Ausatmen vor.

HERZSCHLAG-ATMUNG

Nutze den Herzschlag als inneres Metronom und er wird dich sanft in den Schlaf gleiten lassen.

Das bringt's

Beruhigt die Gedanken

Verlangsamt die Herzfrequenz

Senkt den Blutdruck

Bringt den Körper in einen Ruhe-und-Verdauungs-Zustand

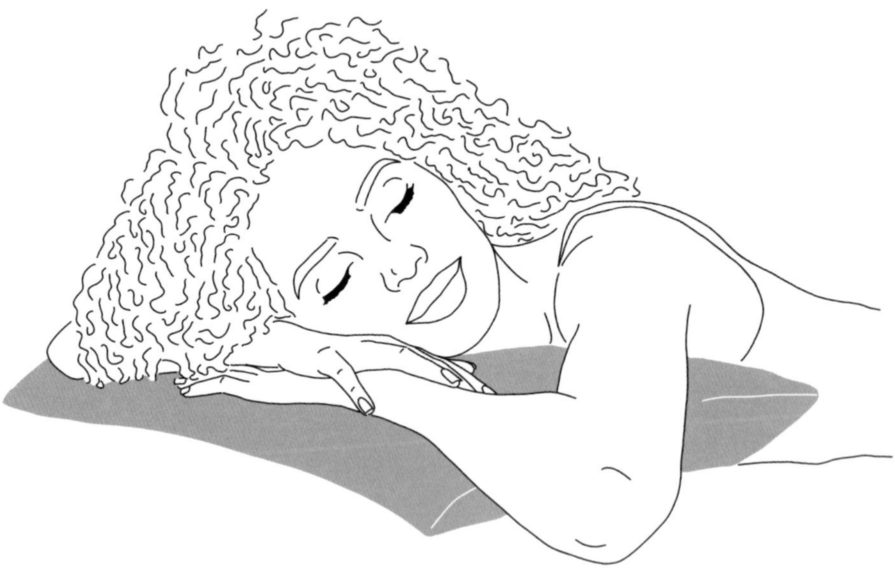

- O Lege dich auf den Bauch oder auf deine bevorzugte Körperseite.
- O Spüre ein Gefühl des „Loslassens" und lass dich tief in die Matratze sinken.
- O Wenn du auf der linken Seite liegst, schiebe deine linke Hand so unter dein Kissen, dass sie parallel zu deinem linken Ohr liegt; sie sorgt für einen leichten Druck zwischen Kissen und Ohr. (Und umgekehrt, wenn du auf der rechten Seite liegst.)
- O Konzentriere dich auf dein linkes (oder rechtes) Ohr oder auf den Raum zwischen Kopfkissen und Hand. Du solltest deinen Herzschlag hören. Er gibt den Takt vor (dein Herz wird pro Minute 60- bis 75-mal schlagen) und bestimmt deinen Atemrhythmus.
- O Atme 6–2–8 wie folgt.
- O Atme 6 Herzschläge lang durch die Nase ein.
- O Atem 2 Herzschläge lang anhalten.
- O Atme während 8 Herzschlägen durch die Nase aus.
- O Du wirst bald feststellen, dass sich dein Herzschlag verlangsamt – und du hoffentlich mitten unter dem Zählen einschläfst.

Wenn dein Geist noch um deine Aufmerksamkeit kämpft, kannst du dein Bewusstsein auf die Stille zwischen den einzelnen Herzschlägen lenken. Fokussiere dich darauf, während du weiter ein- und ausatmest. Ein verlängertes Ausatmen aktiviert das parasympathische Nervensystem, und die Konzentration auf den Herzschlag lenkt deine Gedanken ab. Auf manche Menschen kann der sanfte Herzschlag beruhigend wirken.

SPIRAL-ATMUNG ZUM EINSCHLAFEN

Starte in der Mitte der Spirale und folge der Linie mit dem Blick nach außen. An den entsprechenden Stellen ein- und ausatmen. Es sollte keine Atempause geben. Wiederhole die Übung 5- bis 10-mal, dann schließe die Augen und stelle dir die Spirale im Geiste vor. Wiederhole die Übung noch 5-mal. Dies sollte dir helfen, schnell einzuschlafen.

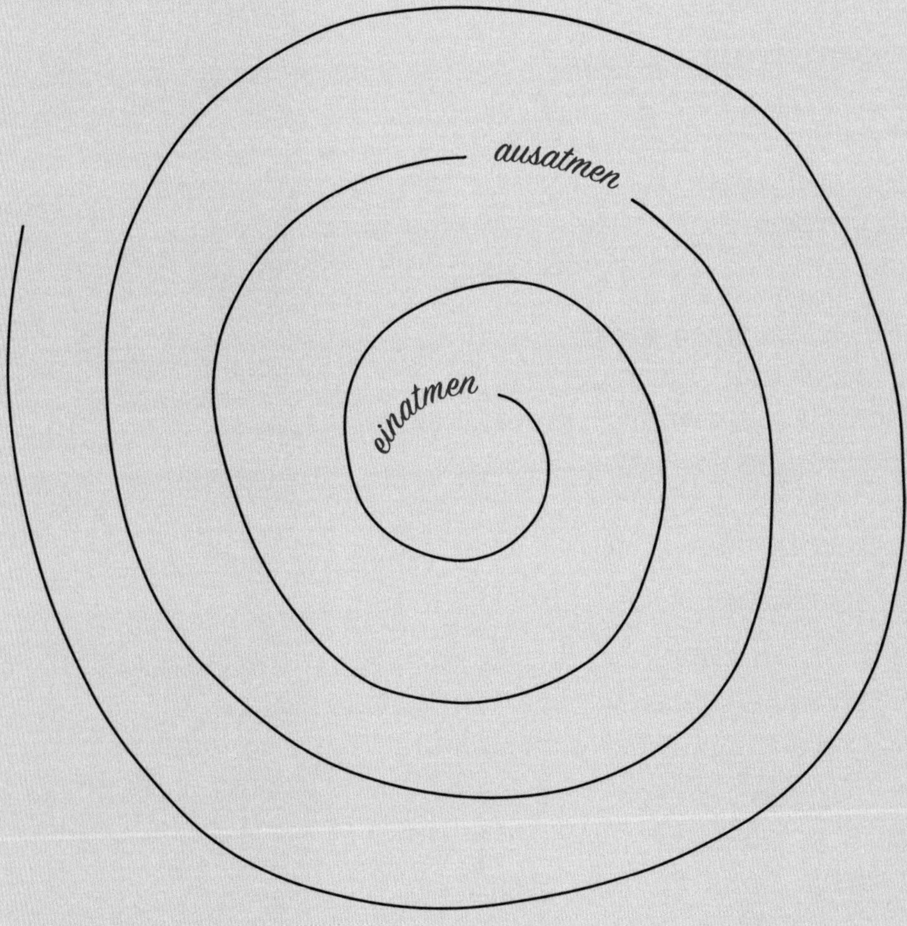

TRAUM-ATMUNG

Stan Cortes, ein weiterer Lieblings-Yoga-Lehrer, hat diese Technik mit mir geteilt, während ich dieses Buch schrieb. Sie ist einfach und äußerst effektiv. Und sie half mir, meine hyperaktiven Gedanken zu beruhigen und schon nach wenigen Wiederholungen einzuschlafen.

Das bringt's

Hilft, das Nervensystem zu beruhigen

Entspannt den Geist

Fördert einen tiefen, ruhigen Schlaf

- Lege dich so bequem wie möglich hin und atme sanft durch die Nase ein.
- Atme voll durch den Mund aus. Dann wechselst du.
- Atme durch den Mund ein und durch die Nase aus.
- Führe die Übung sehr ruhig und still aus. Sei achtsam. Wiederhole sie 5- bis 10-mal.
- Du kannst 1–2 Wiederholungen auch mit Akupressur ergänzen. Es gibt einen tollen Akupressurpunkt an beiden Seiten des Knöchels. Er aktiviert das Zwerchfell und stimuliert den Vagusnerv, der das Nervensystem entspannt. Drücke Zeigefinger und Daumen beidseitig auf die Unterseite deines Knöchels und wiederhole die Übung. Der richtige Punkt wird sich weich anfühlen. Dann schlaf ein …

5

UNTERWEGS

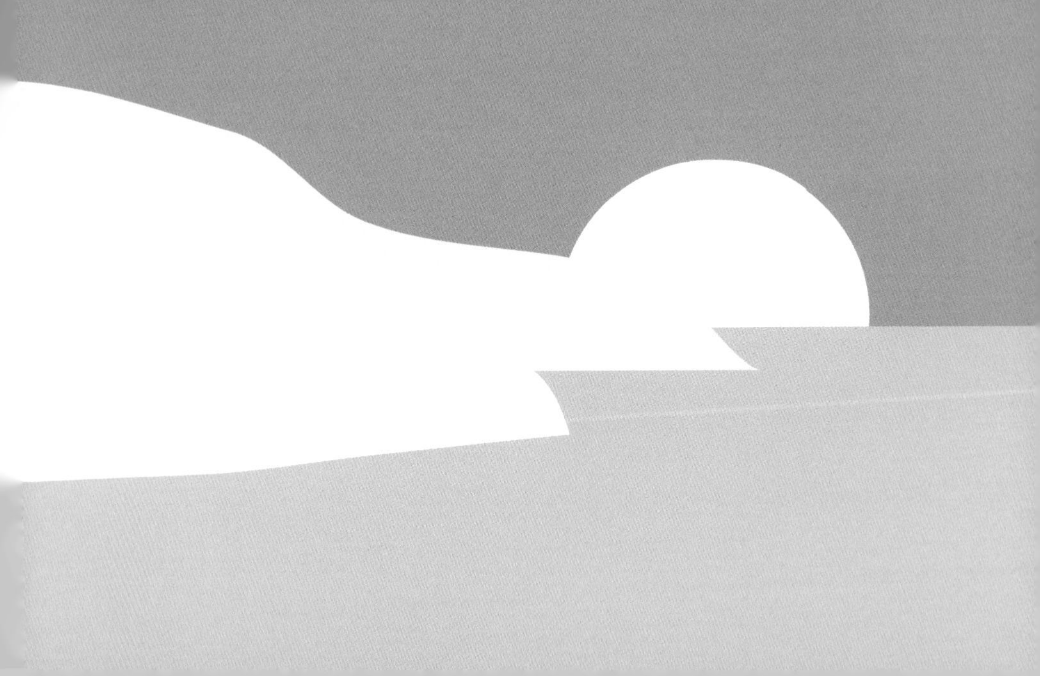

»Die wirkliche Entdeckungsreise besteht nicht darin, neue Landschaften zu suchen, sondern einen neuen Blick zu gewinnen.«

MARCEL PROUST

Überraschenderweise verbringen wir im Durchschnitt knapp drei Jahre (etwa 18 Millionen Atemzüge) unseres Lebens fernab von zu Hause – sei es im Urlaub, auf einer Abenteuerreise oder einem Wochenendtrip.

Die Aussicht, dem Alltagstrott zu entfliehen, uns eine Auszeit zu gönnen und uns zu erholen, ist zunächst aufregend, doch manchmal können Klimaumstellung und Kulturschock auch Stress in uns auslösen.

Selbst eine kurze Reise kann bereits eine ganze Menge Herausforderungen mit sich bringen: Das endlose Warten an Bahnhöfen und Flughäfen, die Orientierung in einer neuen Stadt, das Fahren auf der „falschen" Straßenseite oder das Trekking durch fremde Landschaften können das Nervensystem mal mehr, mal weniger ins Chaos stürzen. Auf Fernreisen kann das Aufwachen in einer anderen Zeitzone den Schlaf-Wach-Rhythmus (die innere Uhr des Körpers) durcheinanderbringen, was wiederum sehr energieraubend sein kann.

Wenn du also deine nächste Auszeit buchst, pack besser auch ein paar Atemtechniken mit ein, die deine Energie ins Gleichgewicht bringen.

CHECK-IN-ATMUNG

Diese wunderbare Technik kannst du in der Abflughalle oder im Warteraum vor dem Einstieg ins Flugzeug oder in den Zug anwenden. Ein paar bewusste Atemzüge können dir Momente der Ruhe und Stille bescheren.

Ausgeführt wird die Übung am besten auf einem Stuhl mit Lehne. Sie kann dir aber auch helfen, die Zeit zu überbrücken, wenn du einmal länger anstehen musst.

»Eine Veränderung ist so gut wie eine Pause.«

ENGLISCHES SPRICHWORT

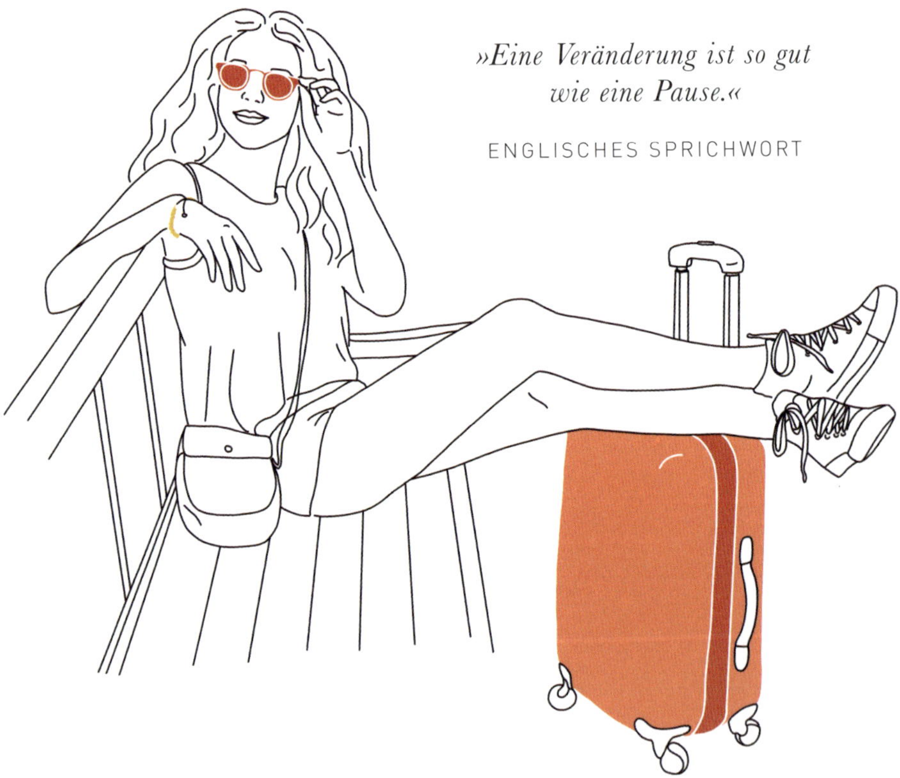

Das bringt's

Aktiviert das parasympathische Nervensystem

Beruhigt den Geist

Lenkt dein Bewusstsein zurück in die Gegenwart

Hilft gegen Langeweile

- Entspanne dein Gesicht; massiere es 1 Minute lang sanft mit Zeige- und Mittelfinger. Konzentriere dich dabei auf den Kiefer, er ist häufig das Zentrum für Verspannungen. Öffne den Kiefer leicht und lege die Zungenspitze an den Gaumen. Atme ein paarmal durch die Nase.

- Lege beide Handflächen auf den Rücken, knapp oberhalb der Hüftknochen. Dabei sollen sich die Spitzen deiner beiden Mittelfinger berühren.

- Atme ein paarmal ein und aus. Spüre dabei, welche Seite deines Körpers sich mehr bewegt. Hebt sich beim Einatmen die linke Seite mehr oder die rechte?

- Vielleicht bewegt sich dein Körper in einem gleichmäßigen Rhythmus? Spüre die Bewegungen bei jedem Atemzug.

- Atme nun langsamer und in einem einfachen Rhythmus. Atme durch die Nase und konzentriere dich darauf, wie sich dein Rücken beim Einatmen in deine Handflächen dehnt. Atme 5–3–5 wie folgt.

- Atme durch die Nase ein, während du bis 5 zählst.

- Halte den Atem an und zähle bis 3.

- Ausatmen durch die Nase, bis 5 zählen.

- Wiederhole die Übung, bis sich das Zwerchfell senkt, wobei sich Bauch und unterer Rücken ausdehnen.

ON-BOARD-ATMUNG

Bist du erst „an Bord", hier eine effektive Technik, um deinen Körper zu scannen. Sie wird dir helfen, unerwünschte Verspannungen loszulassen, und dir eine bequeme Reise ermöglichen. Zieh die Schuhe aus, das erdet den Körper und die Füße – auch wenn du „am Abheben" bist.

Das bringt's

Beruhigt das Nervensystem

Fördert das Bewusstsein für den Moment

Verleiht einen kühlen Kopf

Führt dich zurück zur Zwerchfellatmung

- Atme duch die Nase ein und drücke dieses Buch auf deinen Bauchnabel. Atme vollständig durch die Nase aus.
- Öffne deine Beine, falls Beine oder Knöchel überkreuzt sind. Fühle deine Oberschenkel in deinem Sitz ruhen, lass die Beine locker. Fühle, wie Schienbeine und Waden schwerer werden. Blicke auf deine Fußsohlen.
- Stell dir vor, wie deine Fußsohlen in den Boden einsinken. Konzentriere dich auf den Ballen deines großen Zehs und verlagere etwas Gewicht darauf.
- Spüre den leichten Druck zwischen Zehenballen und Boden. Nun spreizt du deine Zehen, hebst sie etwas an und stellst sie zurück auf den Boden.

ATME UND LIES

Atme durch die Nase ein, bis du diesen Satz gelesen hast.

Atme langsam und sanft durch den Mund aus, bis deine Augen ans Ende dieser Zeile gelangen.

Atme durch die Nase ein, bis du diese Zeile gelesen hast.

Atme langsam sanft durch den Mund aus, bis du am Ende dieses Satzes angekommen bist. Und noch einmal!

»Es ist besser, gut zu reisen, als anzukommen.«

BUDDHA

FEUER-ATMUNG

Reisen und der Aufenthalt an einem anderen Ort kann deine Essgewohnheiten und deine Verdauung durcheinanderbringen. Diese Atemtechnik stimuliert dein Verdauungssystem und verleiht dir Energie.

Die Feuer-Atmung ist schnell, rhythmisch und ausdauernd. Du solltest sie nur anwenden, wenn du die gesunde Zwerchfellatmung (s. S. 16–20) beherrschst. Übe morgens auf nüchternen Magen. Wichtig: Die Feuer-Atmung hat nichts mit Hyperventilation zu tun.

Das bringt's

Stärkt das Verdauungssystem

Harmonisiert das Nervensystem

Reinigt das Atmungssystem

Setzt natürliche Energie im Körper frei

Tipp: Nicht geeignet in der Schwangerschaft, während der Menstruation, bei Bluthochdruck, Magengeschwür oder nach Schlaganfall/Herzerkrankung.

- Übe im Sitzen. Rücken und Kinn sind gerade, der Kiefer ist entspannt.
- Konzentriere dich auf deinen Nabel.
- Stoße deine gesamte Atemluft mit etwas Druck durch die Nase aus. Fühle, wie sich dein Nabel zur Wirbelsäule hin nach innen bewegt.
- Atme zügig durch die Nase ein.
- Atme in einem kurzen Stoß durch die Nase aus.
- Das Einatmen sollte wie von selbst erfolgen, nahezu lautlos. Nimm wieder Tempo auf. Atme ein und dann ...
- ... atme wieder in einem kurzen Stoß durch die Nase aus – die oberen Bauchmuskeln ziehen sich dabei zusammen und nach oben.
- Wiederhole die Übung. Der Atem sollte sich anhören wie eine Dampflokomotive, die Fahrt aufnimmt. Die Atmung ist schnell und du fühlst, wie sich die Energie aufbaut. Du kannst dich kribbelig und etwas schwindlig fühlen, aber das ist in Ordung. Schließe die Augen und richte deinen inneren Blick auf den Punkt zwischen deinen Augenbrauen.
- Wiederhole die Übung 1–3 Minuten. Wie fühlst du dich?

»Niemand merkt, wie schön das Reisen ist, bis er nach Hause kommt und den Kopf auf sein altes, vertrautes Kissen legt.«

LIN YUTANG

BIOPHILIE-ATMUNG

Die „Biophilie-Hypothese" besagt, dem Menschen sei die Liebe zur Natur und zu anderen Lebensformen angeboren. Wenn du in einer neuen Stadt oder Umgebung ankommst, suche baldmöglichst einen naturnahen Ort auf. Es ist erwiesen, dass Zeit, die wir in der Natur verbringen, der Gesundheit guttut und das „Stresshormon" Cortisol reduzieren kann. Atemübungen in der Natur füllen den Energiespeicher auf. Die Natur ist unser bester Lehrer.

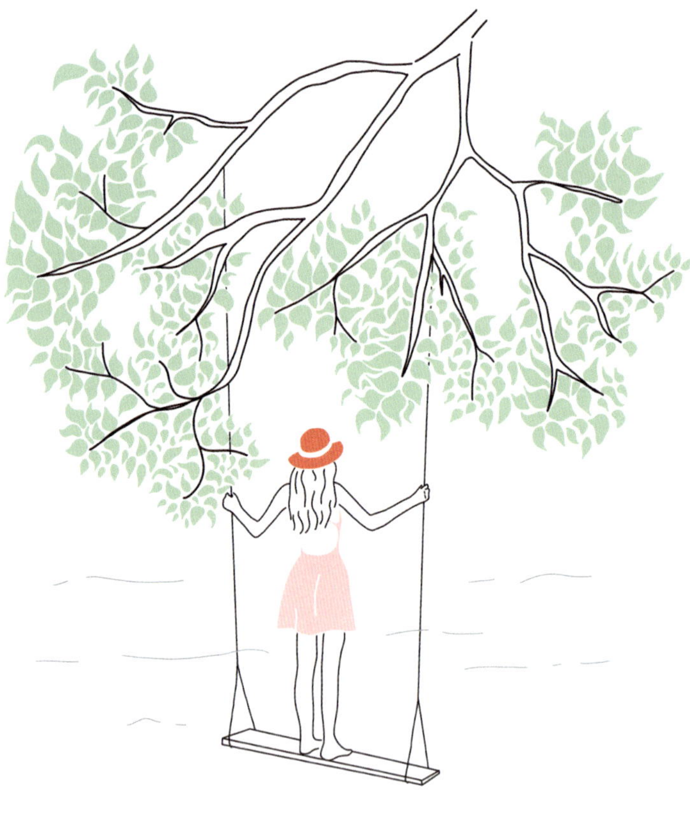

ATEMRÄUME

Die Hintze-Halle im Londoner Naturkundemuseum ist einer meiner liebsten „Atemräume". In Zusammenarbeit mit dem Londoner Yoga-Studio East of Eden wurde ich gebeten, eine Atemübung zum Thema Natur zu erstellen. Der Unterricht sollte mit 170 Menschen stattfinden – in dem Raum mit der größten Lunge der Welt, dem Skelett eines Blauwals, das von der Decke dieser prächtigen viktorianischen Galerie herabhängt.

Diese unglaubliche Unterrichtserfahrung im „Hauptschiff" dieser „Kathedrale der Natur", die 80 Millionen Exponate beherbergt und weithin als die wichtigste naturhistorische Sammlung der Welt gilt, hat meine Leidenschaft für das Atmen und meine Liebe zur Natur weiter entfacht.

Als ich auf meiner persönlichen Forschungsreise unzählige Atemmuster im Tierreich erkundete, fragte ich mich, wie viele althergebrachte Atemübungen sich wohl von Beobachtungen der Atmung anderer Säugetiere ableiten. Es gibt viele Yoga-Praktiken, die sich auf Tiere beziehen – zum Beispiel die Löwenatmung, Krokodilstellung, Froschstellung, Fischstellung, Katze und Kuh, um nur einige zu nennen.

»Intelligenz beruht darauf, wie effizient eine Spezies ihre Fähigkeit entwickelt hat, Dinge zu tun, die sie zum Überleben braucht.«

CHARLES DARWIN

DIE LUFT, DIE WIR ATMEN

Alle Landbewohner teilen die gleiche Luft, aber wir alle atmen auf einzigartige und faszinierende Weise. Bemerkenswert ist, dass einige wenige Meeresbewohner in einer Tiefe von bis zu 8 000 Metern überleben können. Aber auch andere Meereslebewesen sind erstaunliche Atemanhalter. Doch wer hat hier auf der Erde den ersten Atemzug getan?

Nach Ansicht von Zoologen waren Meeresschwämme die Pioniere der Atmung. Vor etwa 700 Millionen Jahren haben sie wohl den allerersten „Atemzug" gemacht, als sie den (einst sauerstofflosen) Ozean mit riesigen Mengen Sauerstoff anreicherten. Vielleicht ist der Ursprung der Atmung dem Meeresschwamm zu verdanken – einige Arten sehen sogar wie Lungen aus!

Kurze Zeit nach dem Meeresschwamm kamen prähistorische Regenwürmer und Insekten, die bald vollständig durch ihre Haut und ihr äußeres Skelett atmen konnten. Von den lungenlosen Seespinnen, die nur durch ihre Beine atmen, bis zu den kopfüber hängenden Faultieren, deren spezielle Fasern am Zwerchfell ihre Eingeweide daran hindern, ständig abzusacken und damit Luft aus den Lungen zu pressen, sind die Atemmuster in der Natur (über die wir bald mehr erfahren werden) grenzenlos. Doch woher kommt dieser Atem oder, was noch wichtiger ist, dieses lebenswichtige Gas – der Sauerstoff?

Der größte Teil des Sauerstoffs auf unserer Erde stammt von winzigen Meerespflanzen, dem Phytoplankton (oder Kieselalgen), die in der Nähe der Wasseroberfläche leben. Bäume sind der zweitgrößte Lieferant des lebenswichtigen Sauerstoffs, den wir atmen (und sie entnehmen das meiste Kohlendioxid aus der Atmosphäre). Dabei werden bis zu 20 Prozent des Sauerstoffs vom Amazonas-Regenwald produziert. Und so ist es von größter Bedeutung, unsere Ozeane und Wälder zu schützen, zu lieben und zu pflegen. Der Sauerstoff, den du beim Lesen dieses Satzes gerade eingeatmet hast, wurde von einem dieser beiden magischen, lebensspendenden Lebensräume erzeugt.

Wälder und Ozeane sind unsere „Lebenskraft". Jüngste Studien zeigen, dass sich schon ein kurzer Aufenthalt in einem natürlichen Lebensraum äußerst positiv auf unsere Gesundheit und unser Wohlbefinden auswirken kann. Ärzte in Schottland stellen sogar „Naturrezepte" aus, um die Behandlung von psychischen Störungen, Diabetes, Herzerkrankungen, Stress und anderen Leiden zu unterstützen.

Allein das Betrachten von grünen Landschaftsaufnahmen kann das Nervensystem beruhigen. Eine Studie, durchgeführt 2012 in den Wartesälen eines niederländischen Krankenhauses, belegt, dass Patienten, die echten Pflanzen oder Bildern von Pflanzen ausgesetzt waren, weniger Stress zeigten als Menschen, die weder das eine noch das andere sahen.

Inspiriert von der Natur lassen sich folgende Übungen am besten draußen an der frischen Luft durchführen. Doch auch in geschlossenen Räumen kannst du die Vorzüge dieser Atemübungen genießen.

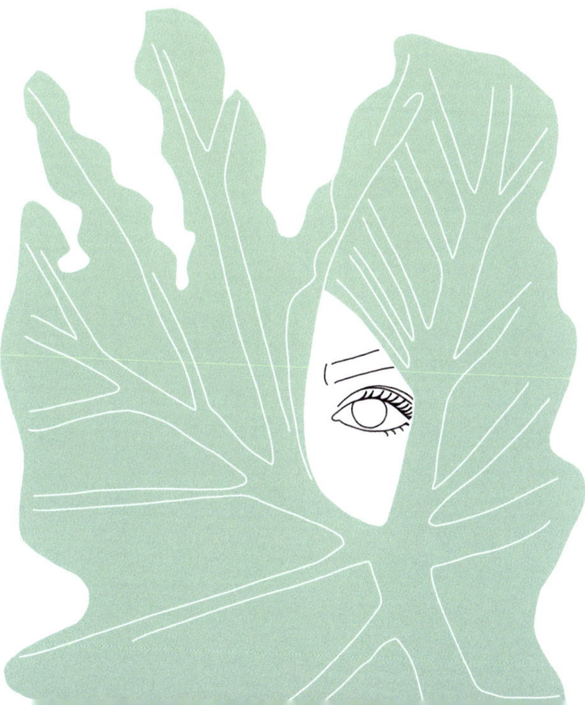

BIENEN

»Wenn du einen Sportler, eine Biene und einen Kolibri vergleichst, ist die Biene der Champion der Sauerstoffzufuhr.«

SCOTT KIRKTON, PROFESSOR FÜR BIOLOGIE, UNION COLLEGE

Bienen sind nicht nur die wichtigste Spezies für unser Überleben (sie bestäuben 70 der etwa 100 Pflanzenarten, die 90 Prozent der Welt ernähren), sie sind auch Atemkünstler. Bienen haben weder Lungen noch Nase. Stattdessen nehmen sie Sauerstoff durch Atemlöcher (Stigmen) in ihrem Körper auf und pumpen ihn durch ein System sich immer feiner verzweigender Luftröhrchen (Tracheen) direkt in ihr Gewebe und ihre Muskeln.

Der schnelle Flügelschlag der Bienen erzeugt Vibrationen in der Luft und lässt uns so das Summen hören. Wir können dieses Summen oder Brummen der Bienen imitieren und eine süße Belohnung ernten.

SUMM DICH GLÜCKLICH!

Du kannst die Bhramari- oder Bienen-Atmung ausführen (s. S. 60–61), aber auch einfaches Summen wirkt sich positiv auf Körper und Geist aus. Es verbessert den Luftstrom zwischen Nasennebenhöhlen und Nasenhöhle und schützt die Nebenhöhlen vor Erkrankungen.

Das bringt's

Beruhigt die Gedanken

Entspannt das Nervensystem

Verlangsamt den Atemrhythmus

Senkt den Blutdruck

Erweitert den Fokus

Verlängertes Ausatmen stimuliert den Vagusnerv

- Öffne den Kiefer leicht und entspanne dein Gesicht. Atme tief durch die Nase ein, während du an deine Lieblingsmelodie denkst. Beim Ausatmen summst du diese Melodie, bis aller Atem aus dem Körper entwichen ist.
- Versuche, dein ganzes Atempotenzial zu nutzen. Atme langsam und voll ein und stoße den Atem summend und über die volle Länge der dir zur Verfügung stehenden Atemluft aus.

DER KUGELFISCH

Der Kugelfisch kann bei Gefahr innerhalb von Augenblicken zu einer stacheligen Kugel anschwellen. Es mag logisch erscheinen, dass diese Tiere den Atem anhalten, während sie sich aufblähen, aber sie können selbst in diesem Zustand völlig effizient atmen.

Es überrascht nicht, dass diese Atemübung das perfekte Gegenmittel für einen Angriff auf das Nervensystem ist. Inspiriert vom Kugelfisch und dem Buch „Perfect Breathing" von Al Lee und Don Campbell, das ich sehr liebe, wirst du damit in einen Ruhezustand abtauchen. Du solltest die tiefe Zwerchfellatmung beherrschen (s. S. 20), bevor du diese Übung ausführst.

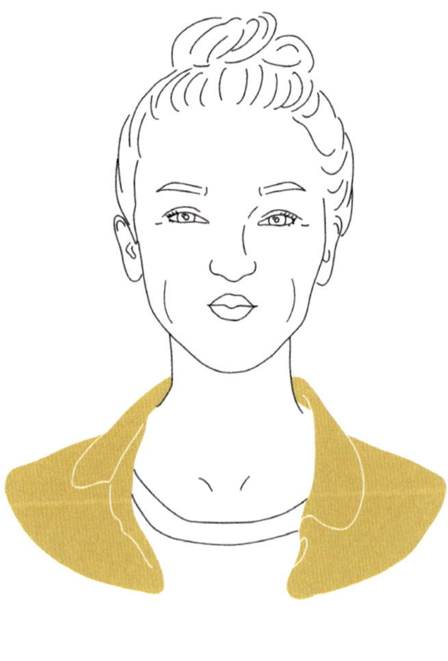

Das bringt's

Wirksam für alle, die unter Angstzuständen oder leichten Panikattacken leiden

Das Schürzen der Lippen und das Aufblasen der Wangen üben Druck auf den Vagusnerv im hinteren Teil des Rachens aus. Dies kann Angstsymptome wie Schwitzen, Herzrasen und Übelkeit eindämmen.

Hilft dir, dich ruhig und in der Gegenwart zu fühlen

Beruhigt die Gedanken

- Verbinde dich mit deinem inneren Kugelfisch. Atme und beginne damit, dass du tief ausatmest.
- Fülle deine Lungen nun, indem du langsam vom Bauch bis tief in die Lungenspitzen einatmest.
- Blase deine Wangen auf und spitze die Lippen (wie wenn du Luft durch einen Strohhalm pustest). Atme durch den Mund aus. Die Wangen bleiben gefüllt, während du beim Ausatmen bis 10 zählst (wiederhole im Kopf: „1 – eintausend, 2 – zweitausend" und so weiter bis 10).
- Schließe den Mund und atme erneut langsam und tief durch die Nase ein.
- Dann atmest du mit aufgeblasenen Wangen durch den Mund aus, bis alle Atemluft entwichen ist.
- Wiederhole die Übung 3–5 Minuten, oder bis du dich ruhiger fühlst.

DER „GORILLA-CHILLER"

Die oberen Atemwege bestehen, nach dem Gehirn, aus Nasenhöhle, Luftröhre (Trachea) und Kehlkopf. Darüber befindet sich das Zungenbein, der einzige „schwimmende" Knochen im Körper. Die Anordnung von Kehlkopf und Zungenbein ist bei uns Menschen einzigartig und arbeitet in perfektem Einklang mit der Zunge. Das macht den Menschen zum Haupt-„Schwätzer" im Tierreich. Ohne diese einzigartige Anordnung würden wir immer noch johlen, grunzen und brüllen wie unsere Gorilla-Verwandten. Bei keinem anderen Tier liegt der Kehlkopf tief genug, um so komplexe Laute zu erzeugen wie die unserer Vorfahren. Vielleicht war der Tag, an dem der Kehlkopf absank und die Neandertaler Sauerstoff zum „Chatten" nutzten, der Tag, an dem eine entscheidende Verbindung zu unserem Atmungssystem verloren ging. Möglicherweise begannen wir damals, „unseren Atem zu verschwenden".

Das Imitieren unseres „inneren Gorillas" spannt die Stimmbänder an und verbindet uns wieder mit einem Urlaut. Diese Atemübung kann häufig ein Kichern hervorrufen – ein willkommenes Training auch für das Zwerchfell.

Das bringt's

Steigert den Energielevel

Löst angestaute Energie im Bereich von Hals und Stimmbändern

Unterstützt die „Ruhe-und-Verdauungs-Reaktion"

Führt dich heraus aus deiner Komfortzone

- Such dir einen ruhigen Platz in der Natur. Diese Übung macht man am besten allein.
- Stelle oder setze dich bequem hin.
- Atme langsam und tief durch die Nase in den Bauch ein. Atme noch etwas mehr Luft in den Brustkorb.
- Beim Ausatmen öffnest du deinen Mund weit und gibst einen Gorillalaut von dir: „Ahhhhhh" – so lange, bis alle Atemluft entwichen ist.
- Nun kommen deine Gorillahände ins Spiel: Gorillas nutzen ihre Handflächen, um sich auf die Brust zu klopfen, nicht ihre Fäuste. Lege beide Handflächen auf deinen oberen Brustkorb, knapp unter dem Schlüsselbein. Schließe die Augen, wenn du deinen Körper so besser wahrnimmst.
- Atme langsam durch die Nase ein.
- Öffne deinen Mund und atme mit einem tiefen Gorillaschrei aus: „Ahhhhhh!" Trommle dabei mit deinen Handfächen unterhalb des Schlüsselbeins auf deinen Brustkorb.
- Atme zwischen den Übungen ein paarmal entspannt durch die Nase ein und aus. Was fühlst du? Einige Menschen spüren Energie durch den Brustkorb fließen und Vibrationen unterhalb des Schlüsselbeins sowie leichte Vibrationen im Hals.
- Beende die Übung, indem du die Augen schließt und die Hände auf dein Herz legst. Was spürst du?

SCHILDKRÖTEN-ATMUNG

Das am langsamsten atmende Tier der Welt, die Galapagos-Schildkröte, ist gleichzeitig das Tier mit der höchsten Lebenserwartung. Sie atmet 4-mal pro Minute (der Mensch im Durchschnitt 12-mal pro Minute). Wir könnten davon ausgehen, dass ein verlangsamter Atem auch unser Leben entschleunigt.

Die Schildkröte, in China Symbol für ein langes Leben, dient als Inspiration für eine meditative Atemübung im Qigong (ausgesprochen „chi-kung"): die Schildkröten-Atmung oder „kuei hsi" (Schlucken des Atems). Sie ahmt die langsame, bewusste Atmung dieses an Land lebenden Reptils nach und ist in der medizinischen Welt eine beliebte Technik. Ein leitender Berater für Atemwegserkrankungen in Neu-Delhi, Dr. Partha Pratim Bose, empfiehlt, sie regelmäßig auszuüben, um die Herzfrequenz zu verlangsamen und den Geist zu beruhigen.

Diese großartige Übung hilft dir dabei, dich wieder mit deinem Atem und deinem Umfeld zu verbinden. Wähle dafür einen warmen, sonnigen Platz – am Strand, auf einem Feld oder im Wald. Mit etwas Zeit und Übung kannst du damit deine Atemfrequenz auf vier bis fünf Atemzüge pro Minute verlangsamen.

Das bringt's

Erhöht den Energielevel

Beruhigt den Geist

Senkt den Blutdruck

Reduziert Entzündungen und gleicht den pH-Wert aus

- Übe im Sitzen oder lege dich auf den Rücken. Lass deinen Körper in den Untergrund sinken. Atme tief, langsam und lange durch den Mund ein, bis du die Luft in deinem Hals spürst.
- „Verschlucke" den Atem, indem du Luft in deinen Hals leitest. Stell dir vor, sie wäre ein Bissen von deinem Lieblingsessen. (Beachte, dass das Schlucken des Atems einem Luftanhalten entspricht, da du nicht gleichzeitig atmen und schlucken kannst.)
- Atme sofort nach dem Atem-Schlucken tief und langsam durch die Nase aus, nicht durch den Mund.
- Wiederhole diesen Zyklus von einatmen – Atem schlucken – ausatmen 7-mal.
- Nach der siebten Runde bewegst du die Zunge in deinem Mund, um Speichel aufzunehmen. Schlucke ein paarmal. Wenn dir das Atem-Schlucken bei dieser Übung unangenehm ist (es bedarf ein wenig Übung), kannst du deinen Atemrhythmus auch so auf ein schildkrötenartiges – und weniger hasenartiges – Tempo von 5 Atemzügen pro Minute verlangsamen: Atme ein, während du bis 6 zählst, atme aus und zähle bis 6.
- Wenn du zu Hause übst, kannst du die Yoga-Stellung des Kindes einnehmen. Stell dir vor, du bist eine Schildkröte. Knie dich hin und lege den Kopf auf den Boden. Die Arme ruhen neben deinen Oberschenkeln, die Handflächen zeigen nach oben.

BODHI-BAUM-ATMUNG

(„40 Atemzüge zur Entspannung")

In unserem hektischen, modernen Leben wirst du weder Zeit noch Muße haben, 40 Tage unter einem Baum zu meditieren. Siddhartha Gautama, den Buddha, führte dieser Meditationsmarathon zur Erleuchtung – wenngleich das Leben im Jahr 450 v. Chr. vermutlich weit weniger Ablenkung bot.

Zeit für 40 Atemzüge (ca. 5 Minuten) zu finden, ist da schon realistischer. Auch sie verbinden dich wieder mit deinem Atem, deinen meditativen Fähigkeiten und mit der Natur.

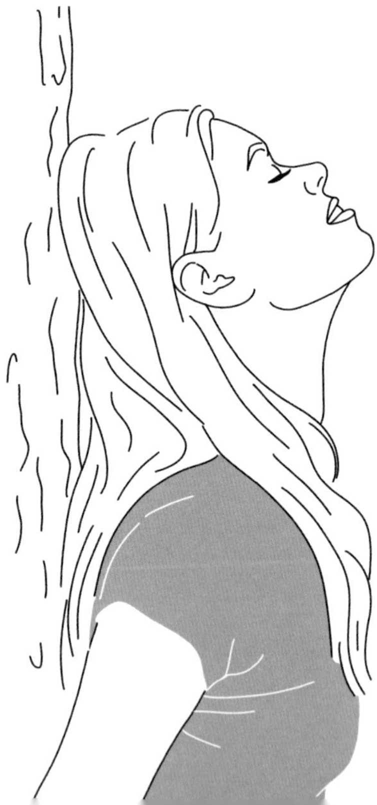

Das bringt's

Harmonisiert das Nervensystem

Beruhigt die Gedanken

Verbindet dich mit der Natur

Fördert einen meditativen Geisteszustand

- Such dir einen Baum im Wald, im Park oder in einem ruhigen Garten. Der Baum sollte dir stark erscheinen, weise und einladend. Lehne dich mit dem Rücken an seinen Stamm, entweder im Stehen oder im Sitzen.
- Lege die Hände auf deinen Unterbauch und fühle den Baumstamm, der deinen Rücken stützt. Schließe die Augen und spüre die Verbindung zu „deinem" Baum. Nimm dir Zeit, um dir bewusst zu machen, wie einzigartig er ist: der einzige Baum auf dem ganzen Planeten, der genau so schön gewachsen ist. Nun denke an all die Eigenschaften, die dich selbst einzigartig machen. Mach dir klar, dass es niemanden gibt, der genauso ist wie du.
- Atme 40-mal langsam und tief. Wenn es hilfreich ist, zählst du die Atemzüge im Kopf mit. Zum Einatmen nimmst du ungerade Zahlen, zum Ausatmen gerade. Zum Beispiel: „einatmen 1, ausatmen 2, einatmen 3, ausatmen 4", und so weiter, bis du bei 40 angekommen bist (das sind 20 volle Atemzüge).
- Wiederhole die Übung.
- Wenn du fertig bist, atme weiter. Fühle dabei den Boden unter dir, den Baum, der dich stützt, und lausche den Geräuschen, die dich umgeben.
- Dann öffnest du langsam die Augen. Sieht deine Umgebung strahlender aus, klarer? Fühlst du dich ruhiger, geerdeter?

6

LERNEN

»Der Mensch ist am nächsten bei sich selbst, wenn er die Ernsthaftigkeit eines spielenden Kindes erreicht.«

HERAKLIT

Im Laufe unseres Lebens verbringen die meisten von uns etwa 13 Jahre (etwa 80 Millionen Atemzüge!) in der Schule, Hochschule oder Universität. Die ersten Schuljahre können für Kinder aufregend, aber auch stressig sein. Sie tauschen ihre Freiheit, Familie und Bezugspersonen plötzlich gegen ein kleines Klassenzimmer mit vielen neuen Gesichtern und dem Zwang, sich „hinzusetzen", „still zu sein", „sich ruhig zu verhalten" und sich auf das Lernen zu konzentrieren. Dies widerspricht unserer kreativen Natur, dem Verlangen nach Bewegung und Spiel.

Angesichts des Drucks auf viele Bildungseinrichtungen, hervorragende Leistungen (mit begrenzten Ressourcen) zu erbringen, ist es kein Wunder, dass das schulische Umfeld ein Schmelztiegel für Stress und Angst sein kann. Als ich den Schuleintritt meines eigenen Sohnes hautnah miterlebte und sah, welchen Druck dies (sowohl für Schüler als auch Lehrer) bedeuten kann, begann ich, ein Atemprogramm für die Schule zu entwickeln. Es handelt sich um eine Auswahl leicht zu erlernender Atemtechniken, die Schüler und Lehrer dazu anregt, sich zu Beginn des Tages einige Minuten auf ihre Atmung zu konzentrieren und den Schultag in einer ausgeglichenen Stimmung zu beginnen.

Folgende Übungen habe ich für Kinder entwickelt, aber auch Erwachsene und Lehrer lieben sie. Du musst nicht unbedingt über ein Paar „junge" Lungen verfügen, um sie zu genießen. Im Gegenteil – mehr Spiel und Fantasie im Leben können in jedem Alter heilsam sein.

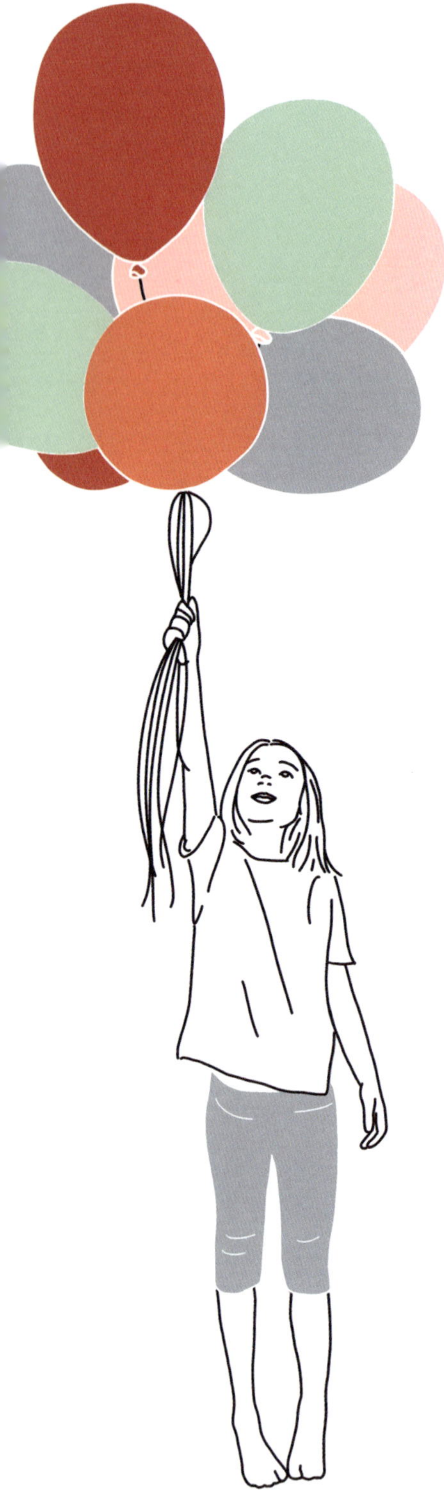

LUFTBALLON-ATMUNG

Dies ist eine beliebte Atemtechnik für Kinder und Erwachsene. Eltern, Betreuer, Familienmitglieder oder Lehrer können ihren Kindern die folgenden Anleitungen vorlesen. Dann geht es bald auch alleine.

Da Kinder den größten Teil des Tages in der Schule sitzen, ermutige ich sie, bei dieser Atemübung aufzustehen. Es ist aber auch eine effektive Technik, um abends vor dem Schlafengehen liegend im Bett zu üben.

»Die Atemtechniken sind total entspannend. Danach ist mein Kopf frei und ich fühle mich erholt.«

KEAN, 9 JAHRE

Das bringt's

Schafft ein Bewusstsein für die Atmung

Führt Kinder in die Gegenwart

Fördert gesunde Atemgewohnheiten

Unterstützt die Bauchatmung

Beruhigt das Nervensystem

- Wenn du stehst, stelle deine Füße fest auf den Boden. Im Liegen stützt du deinen Kopf mit einem Polster oder Kissen.
- Lege deine Handflächen direkt unter den Bauchnabel (oder deinen „Atemknopf").
- Atme langsam durch die Nase ein. Spürst du, wie sich dein Bauch und deine Hände heben? Stell dir einen bunten Luftballon vor, der sich aufbläst.
- Atme langsam durch die Nase aus: Dein Bauch sinkt zurück in seine Ruheposition wie ein Ballon, dem die Luft ausgeht.
- Atme ein. Der Ballon in deinem Bauch steigt diesmal etwas höher auf. Fühlst oder siehst du, wie sich dein Bauch hebt?
- Atme aus. Dein Bauch sinkt zurück in die Ausgangsposition.
- Nun lass uns zählen (passe die Anzahl der Atemzüge an die Fähigkeit deines Kindes an – kleine Kinder können das Einatmen oft nur bis 3 halten).
- Einatmen 1 ... 2 ... 3 ... 4.
- Ausatmen 1 ... 2 ... 3 ... 4.
- Wiederhole die Übung 5-mal.

HEISSE-SCHOKOLADE-ATMUNG

Kinder haben viel Fantasie und sie lieben es, anhand von Bildern zu lernen, zu spielen und zu atmen. Diese Übung ist in jedem Alter beliebt. Wenn ein Kind keine heiße Schokolade mag, bitte es, sich stattdessen sein Lieblingsheißgetränk vorzustellen.

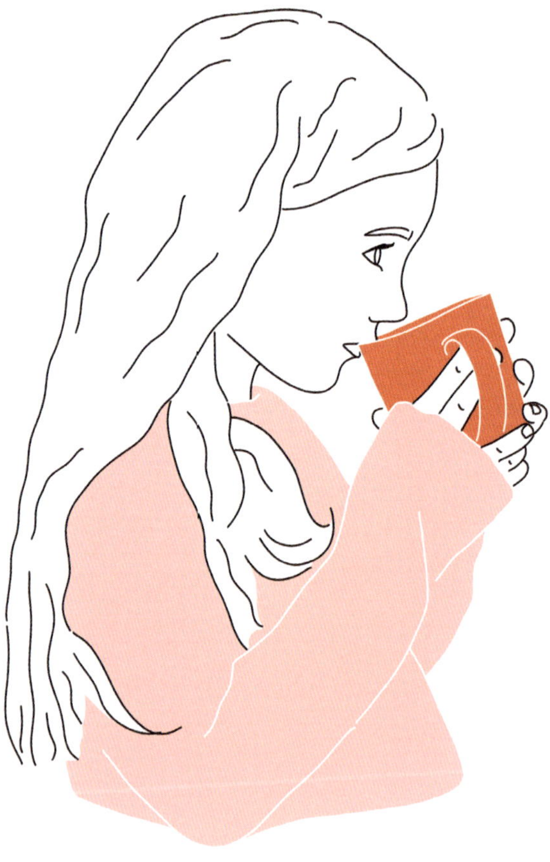

Das bringt's

Schult das Vorstellungsvermögen

Verlängertes Ausatmen fördert die Entspannung

Führt Kinder in die Gegenwart

Verbindet Spaß und Atemarbeit

Beruhigt den Geist

Beruhigt das Nervensystem

- Stell dir vor, du hältst eine Tasse mit köstlicher heißer Schokolade in den Händen. Die Tasse wärmt deine Hände.

- Halte dir die „Tasse" knapp unter deine Nase. Atme lang durch die Nase ein und stell dir dabei all die vielen feinen Düfte deiner Schokolade vor.

- Atme sanft durch die Lippen aus – als wolltest du die heiße Schokolade abkühlen. Stell dir den Dampf vor, der aus der Tasse aufsteigt.

- Atme langsam durch die Nase ein. Dabei strömt dir der köstliche Duft der heißen Schokolade in die Nasenlöcher.

- Atme langsam durch die Lippen aus und kühle die heiße Schokolade noch etwas mehr ab.

- Wiederhole die Übung noch einmal: Atme langsam durch die Nase ein und kräftig durch den Mund aus. Du kannst deine heiße Schokolade (bald) trinken ...

- Du kannst die Übung hier beenden. Bei älteren Kindern, die sich länger konzentrieren können, hängst du die Marshmallow-Übung auf der nächsten Seite an.

MARSHMALLOW ATEM-STOPP

Kurz bevor du einen Schluck trinkst, ...

... betrachte den großen Marshmallow, der in der heißen Schokolade schwimmt. Nimm ihn langsam und vorsichtig mit den Fingerspitzen heraus. Er fühlt sich leicht und weich an. Der Marshmallow ist RIESIG. Öffne den Mund weit und stecke ihn hinein. Halte den Atem an: 1 ... 2 ... 3 ... Stell dir pralle Marshmallow-Backen vor. Atme durch die Nase ein und aus. Kaue den Marshmallow und schlucke ihn hinunter.

Jetzt kannst du deine heiße Schokolade trinken.

FROSCH-HOCKE-ATMUNG

Während meiner Lehrtätigkeit fiel mir auf, dass viele Kinder nicht in der Lage sind, die Hocke selbst während einiger weniger Atemzüge zu halten. Steife Hüften, ein schwacher Quadrizeps und ein niedriger Tonus der Bauchmuskulatur sind in heutigen Klassenzimmern häufig anzutreffen – eine Folge des Sitzens und Stillhaltens von bis zu fünf Stunden täglich.

Die Hocke ist eine der effektivsten Körperhaltungen, um den gesamten Unterkörper zu straffen. Sie wirkt auf Quadrizeps, Kniesehnen, Gesäß- und Wadenmuskeln, stärkt den unteren Rücken und die Rumpfmuskeln. Sie dient perfekt der gesunden Atmung. Nehmen die Hände die Gebetshaltung ein, verlängert dies die Brustwirbelsäule und macht dem Zwerchfell Platz, um sich frei zu bewegen. Ideal, um sich mit einer vollen Atmung zu verbinden.

Im Westen sehen wir selten jemanden in der Hocke sitzen (außer Kleinkinder oder im Yoga-Studio). Im Osten und in Afrika „hocken" Menschen jeden Alters immer noch: beim Plaudern, Essen, bei der Arbeit und bei geselligen Anlässen.

Wir müssen den Alten Ägyptern für die Erfindung des thronähnlichen „Stuhls mit Rückenlehne" danken. Er hat ihnen bei aufwendigen Festen und gelegentlichen, wichtigen Zusammenkünften gut gedient. Allerdings können wir darüber spekulieren, dass wir unsere gesunde Körperhaltung verloren haben, als wir anfingen, uns in der Schule, Arbeit oder Freizeit auf Stühle zu setzen.

Das Sitzen auf dem Stuhl fördert eine schlechte Körperhaltung und damit eine schlechte Atmung. Diese ungesunden Gewohnheiten schon in jungen Jahren wirken sich auf unser späteres Wohlbefinden aus. Es ist wichtig, dass unsere Kinder (und wir selbst) öfter die „natürliche Sitzposition" üben, um Muskeln und Atmungssystem zu stärken.

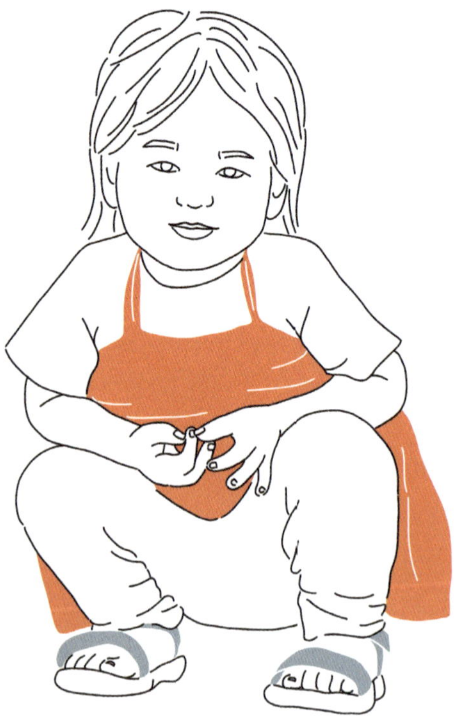

Das bringt's

Dehnt die Knöchel und den unteren Rücken

Verbessert das Atmungssystem

Hält die Rumpfmuskulatur fit

Regt das Verdauungssystem an

Fördert die gesunde Atmung und verbessert die Haltung

- Stell dich hin, die Füße stehen hüftbreit auseinander und zeigen etwa im 45-Grad-Winkel nach außen.
- Rolle den Oberkörper sanft über die Oberschenkel nach unten ab. Lass Kopf, Arme und Hände hängen.
- Beuge deine Beine, bis deine Hände den Boden berühren.
- Stütze dich mit den Händen ab. Senke deinen Po zum Boden, bis du in der Hocke bist. Fersen und Fußballen stehen fest auf dem Boden (du darfst die Fersen anheben, wenn dir das leichterfällt).
- Lege die Hände in der Gebetshaltung aneinander, die Ellenbogen zwischen den Knien.
- Die Haltung soll für Füße, Knie und Oberschenkel bequem sein. Hab etwas Geduld und übe fleißig.
- Atme langsam und tief durch die Nase ein: 1 ... 2 ... 3 ... 4 ...
- ... und sanft durch den Mund aus: 1 ... 2 ... 3 ... 4 ...
- Wiederhole 5–10 Atemzüge. Fällt dir das Atmen in den Bauch in dieser Haltung leichter?

Tipp: Nicht geeignet bei Problemen mit Achillessehne, Knöcheln oder Knien.

OKTOPUS-ATMUNG

Meine Forschung zur Atmung von Tieren führte mich zurück zu den fantastischen Kraken. Dieses faszinierende Tier atmet durch sein siphonartiges Maul ein und aus. So wird Wasser in und um die Kiemen gepumpt, Sauerstoff aus dem Wasser aufgenommen und durch alle drei Herzen in den gesamten Körper transportiert.

Dies ist eine beliebte Übung für 7- bis 9-Jährige, um sich mithilfe ihrer „Tentakel"-Arme mit ihrem Atem zu verbinden. Auch kann es ihr Bewusstsein in die ozeanischen Tiefen des Atems bringen: Das Einatmen, während man sich auf vier Körperbereiche konzentriert, zeigt, wie sich der gesamte Oberkörper bei jedem Atemzug bewegt.

Das bringt's

Verbessert das Atembewusstsein

Fördert die Vollatmung

Fokussiert den Geist

Steigert das Körperbewusstsein

Lässt Kinder die richtige Atmung spielerisch lernen

- Übe entweder im Stehen oder setze dich bequem hin. Stelle die Füße fest auf den Boden, der Rücken ist gerade. So entsteht etwas Abstand zwischen unteren Rippen und Hüfte.

- Lege die Handflächen (oder die Spitzen deiner Tentakel) unter den Bauchnabel.

- Atme langsam durch die Nase ein. Stell dir vor und fühle, wie dein Bauch anschwillt, während du die Lungen tief mit Luft füllst. Lass deiner Fantasie freien Lauf und stell dir vor, dein Bauch sei der Kopf oder „Mantel" des Kraken: knollenartig, prall, und er hebt sich beim Einatmen.

- Forme deinen Mund zu einem „O" und atme langsam aus. Achte auf das Geräusch deines Atems, wenn er aus dem Körper strömt genau wie der Ozean.

- Atme weiter so aus und ein, ohne die Hände zu bewegen.

- Stemme nun die Hände in die Seiten, oberhalb der Hüfte und unterhalb des Brustkorbs.

- Atme tief durch die Nase ein und fühle, wie sich dein Körper dabei nach außen in deine Hände dehnt. Forme dann deinen Mund wieder zu einem „O" und atme langsam durch den Mund aus. Atme noch einmal durch.

- Nimm nun beide Arme hinter den Körper und lege die Handflächen auf den unteren Rücken.

- Schließe deine Augen während der nächsten 2 Atemzüge und fahre fort wie oben beschrieben (langsam durch die Nase ein- und durch den Mund ausatmen). Fühlst du, wie sich dein Rücken beim Atmen bewegt und in deine Hände ausdehnt?

- Lege jetzt eine Hand unter deinen Bauchnabel. Die andere Hand lässt du auf deinem unteren Rücken ruhen. Atme wieder 2-mal und fühle den Atem auf der Vorder- und Rückseite deines Körpers.

- Übe noch einmal mit geschlossenen Augen. Was spürst du? Fühlst du dich ruhiger? Konzentrierter?

ZEN-ZEHN-ATMUNG

Diese einfache, schnelle und effektive Technik wird den Energielevel der Klasse in Schwung bringen, wenn im Laufe des Tages mal die Luft raus ist. Die Arme bleiben während der ganzen Übung oben. Atme durch die Nase ein und aus. Ist der Atem erst im Einklang mit den Bewegungen, kannst du das Tempo steigern.

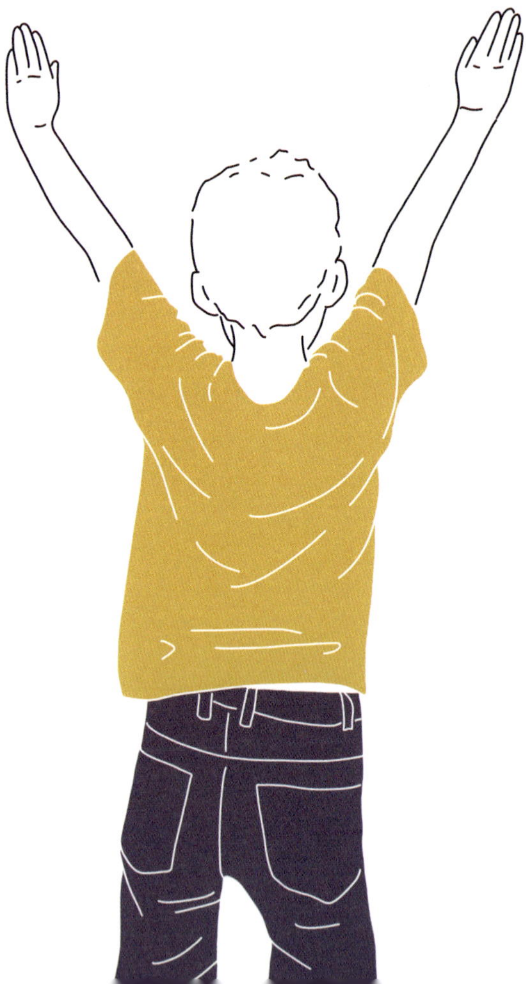

Das bringt's

Kurbelt die Energie an

Richtet den Geist neu aus

Dehnt Finger und Hände

- Nimm deine Arme über den Kopf und strecke sie gen Himmel. Strecke die Finger weit aus.
- Atme durch die Nase ein, die Arme bleiben gestreckt. Balle die Hände zu Fäusten.
- Atme durch die Nase aus, die Arme bleiben gestreckt, die Hände weiterhin zu Fäusten geballt.
- Atme ein, dabei streckst du wieder die Finger. Bewege deine Hände hin und her.
- Atme aus und balle die Hände zu Fäusten.
- Wiederhole die Übung, bis Atmung und Handbewegungen sitzen. Dann kannst du beginnen, das Tempo zu steigern.
- Wiederhole die Übung 10- bis 20-mal.
- Was fühlst du? Spürst du etwas mehr Energie?

Wenn du den Platz hast, kannst du einen „Atemraum" oder speziellen Bereich für Atemübungen einrichten, wo ihr euch Zeit zum Atmen nehmen könnt – zu Hause, am Arbeitsplatz oder in der Schule. In den Vereinigten Staaten haben einige Schulen das Nachsitzen durch Meditation ersetzt (deren Grundlage die Atemarbeit ist). Mit positiven Ergebnissen: Die Anwesenheit ist gestiegen und Suspendierungen sind zurückgegangen!

VORSTELLUNGSKRAFT

Profisportler, Musiker and Führungkräfte nutzen ihre Vorstellungskraft, um ihre Leistung zu steigern. Erinnern wir unsere Kinder (und uns selbst) an die Kraft der Fantasie! In Verbindung mit der Atemarbeit hat dies viele Vorteile: Wir verbessern Konzentration, Aufmerksamkeit und Vorstellungskraft und reduzieren im gleichen Atemzug Stress und Anspannung im Körper, um uns völlig zu entspannen. Diese effektive Wahrnehmungsübung können Kinder am Ende des Tages ausführen, um tiefer und ruhiger zu schlafen.

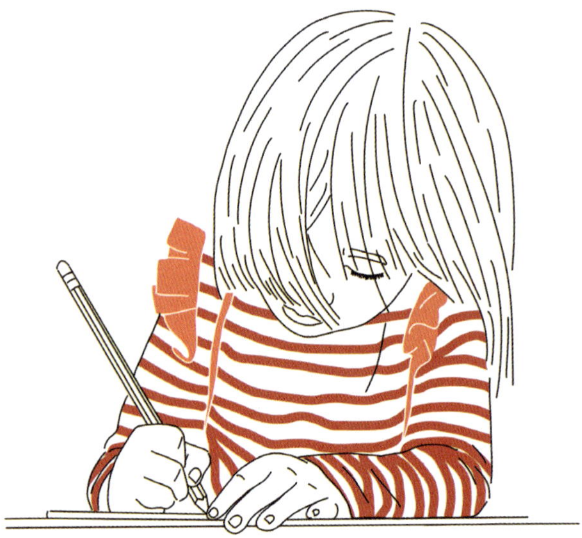

»Das wahre Zeichen von Intelligenz ist nicht Wissen, sondern Fantasie.«

ALBERT EINSTEIN

DER BAUM, DER ATMET

- Schaffe dir eine warme und gemütliche Atmosphäre. Lege dich hin und lege eine Decke über Beine und Oberkörper.

- Schließe die Augen, ganz oder nur ein wenig, wenn dir weiches Licht lieber ist. Lege die Arme am Körper an, die Füße sind leicht geöffnet, sodass sie ein wenig zur Seite kippen können.

- Entspanne deinen Körper und spüre den Untergrund, auf dem du liegst. Atme langsam und voll durch die Nase ein, tief und langsam durch den Mund aus. Mach deinen Körper noch weicher. Nutze deine Fantasie und stell dir den schönsten Baum vor, den du je gesehen hast. Dein Körper, dein Bauch und deine Beine sind sein starker Stamm, deine Arme die Äste, die nach der Sonne greifen, deine Füße seine Wurzeln. Sie sind das Fundament und die Lebensadern dieses herrlichen Baums. Die Wurzeln beginnen an den Fußsohlen und reichen tief in die Erde. Einatmen ... ausatmen ...

- Wackle mit den Zehen und stell dir vor, wie sich der Schlamm zwischen ihnen anfühlt, während die Wurzeln immer tiefer in die Erde wachsen. Sie legen einen langen Weg zurück, machen dich stark und abenteuerlustig.

- Deine Beine fühlen sich fest an. „Pflanze“ auch sie tief in den Boden.

- Es gibt nur diesen einen Baum im ganzen Universum. Du fühlst dich weise. Du fühlst die ganze Weisheit deiner Vorfahren und du erfüllst einen wichtigen Zweck auf diesem Planeten.

- Atme langsam ein ... und durch den Mund aus. Lausche dem Geräusch deines Atems; er klingt wie der Wind.

- Wir alle sind einzigartige, magische Bäume, die in einem Wald stehen. Wir helfen den anderen Bäumen, Seite an Seite zu wachsen. Lass uns einander beim Wachsen helfen und zusammenstehen.

- Atme langsam ein ... und durch den Mund aus. Lausche dem Geräusch deines Atems; er klingt wie der Wind.

- Atme noch ein wenig ein und aus, dann öffnest du sanft die Augen. Oder schlaf ein, wenn du müde bist.

7

DER ALLTAG

»Dankbarkeit kann gewöhnliche Tage in Festtage, immer wiederkehrende Arbeiten in Freude und gewöhnliche Gelegenheiten in einen Segen verwandeln.«

WILLIAM ARTHUR WARD

Manchmal scheint es, als ob wir den Großteil unseres Lebens für alltägliche Aufgaben aufwenden. Wir bewegen uns in einem Umfeld, in dem es nichts anderes zu geben scheint als Langeweile. Bei täglichen Hausarbeiten wie Waschen, Putzen und Kochen oder während ermüdender Konferenzen am Arbeitsplatz kann das Leben zuweilen trostlos erscheinen. Ganz zu schweigen von den Stunden, die wir auf dem Weg zur und von der Arbeit im Stau verbringen, in Geschäften Schlange stehen oder uns dabei ertappen, wie wir vor uns hinstarren, während wir zum x-ten Mal in der Warteschleife landen.

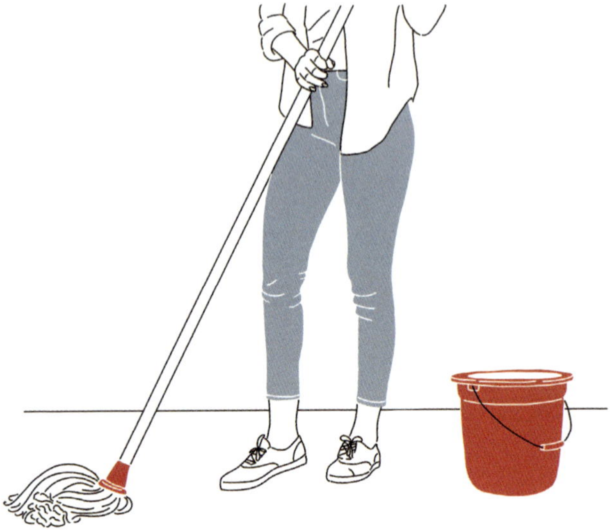

WIE BRINGT MAN EIN WENIG ZAUBER IN DEN ALLTAG?

Viele Untersuchungen haben gezeigt, dass wir diese Gefühle von Eintönigkeit und Langeweile ruhig zulassen dürfen. Wenn wir geduldig genug sind, um uns voll und ganz darauf einzulassen, kann Langeweile gut für uns sein – sie kann sogar unsere Kreativität und Produktivität beflügeln.

Heute rücken wir Momenten des Stumpfsinns oft mit kleinsten Häppchen „geistiger Herumzappelei" zu Leibe – ein Blick aufs Handy, ein wenig Texten hier, ein bisschen Scrollen dort – und lassen dem Geist keine Zeit, sich in dieses längst verlorene Gefühl „altmodischer" Langeweile zu vertiefen.

Atemarbeit und Achtsamkeitsübungen sind das perfekte Gegenmittel gegen Langeweile. Wir verbringen etwas mehr als ein Jahr unseres Lebens (das sind mehr als sechs Millionen Atemzüge) mit alltäglichen Aufgaben. Wenn wir uns bemühen, uns mit unserem Atem zu verbinden und unsere Langeweile anzunehmen, dann finden wir vielleicht einen Hauch von Zauber.

JEDEN MORGEN ...

Im Durchschnitt verbringen wir jeden Morgen neun Minuten (etwa 108 Atemzüge) unter der Dusche. Stell dir vor, wir nutzen diese Atemzüge, um uns mit Energie aufzuladen und mit vollen Batterien in den Tag zu starten!

Vielleicht hast du schon von Wim Hof („The Iceman") gehört. Er ist eine Legende in der Welt der Atemarbeit und berühmt dafür, in eiskaltes Wasser zu tauchen und „zu atmen". Er hat zahlreiche Rekorde im Ertragen extremer Kälte gebrochen. Zu seinen Leistungen gehören die Besteigung des Kilimandscharo in Shorts, ein Halbmarathon barfuß über den Polarkreis und das Eistauchen über eine Distanz von 57,5 Metern.

Was das Tauchen in eiskaltem Wasser angeht, bin ich eher ein „Weichei". Aber ich schätze die Vorteile einer schnellen „Kaltwassertherapie". In Finnland lernte ich die Kombination von Sauna und eiskalter Dusche kennen und habe mich nie zuvor so gestärkt gefühlt. Seitdem gönne ich mir meine „Finnland-Kur", indem ich täglich kalt dusche. Ich beginne mit einem warmen Schauer und dusche dann mindestens zwei bis vier Minuten kalt. Das hat mein Wohlbefinden extrem verbessert: Keine Erkältungen mehr, ich habe viel mehr Energie und beginne den Tag mit einem sehr „lebendigen" Gefühl.

Das bringt eine kalte Dusche

Erhöht die Aufmerksamkeit

Bringt den Kreislauf in Schwung

Stärkt das Immunsystem

Baut Stress ab

Lindert Depressionen

Kann der ultimative „Weckruf" sein

- Nimm eine warme Dusche. Dann sei tapfer und dreh den Temperaturregler auf die kälteste Stufe.
- Atme! Zieh dabei den Atem durch die Nase ein.
- Öffne den Mund – du solltest spüren, dass sich deine Gesichtsmuskeln dehnen. Atme mit einem geflüsterten „Oooo" durch den Mund aus.
- Atme wieder durch die Nase ein und spüre das kalte Wasser auf deiner Haut. Welche Teile deines Körpers reagieren am stärksten auf die Kälte: Brustkorb, Bauch oder Rücken?
- Öffne deinen Mund weit und flüstere: „Ahhhhhh."
- Wiederhole die Übung 5- bis 10-mal – erst „Oooo", dann „Ahhh". Anschließend im natürlichen Tempo weiteratmen.
- Spüre, wie du dich fühlst: Erfrischt? Wacher?
- Beginne mit 1 Minute und steigere die kalte Dusche dann auf 2–5 Minuten.

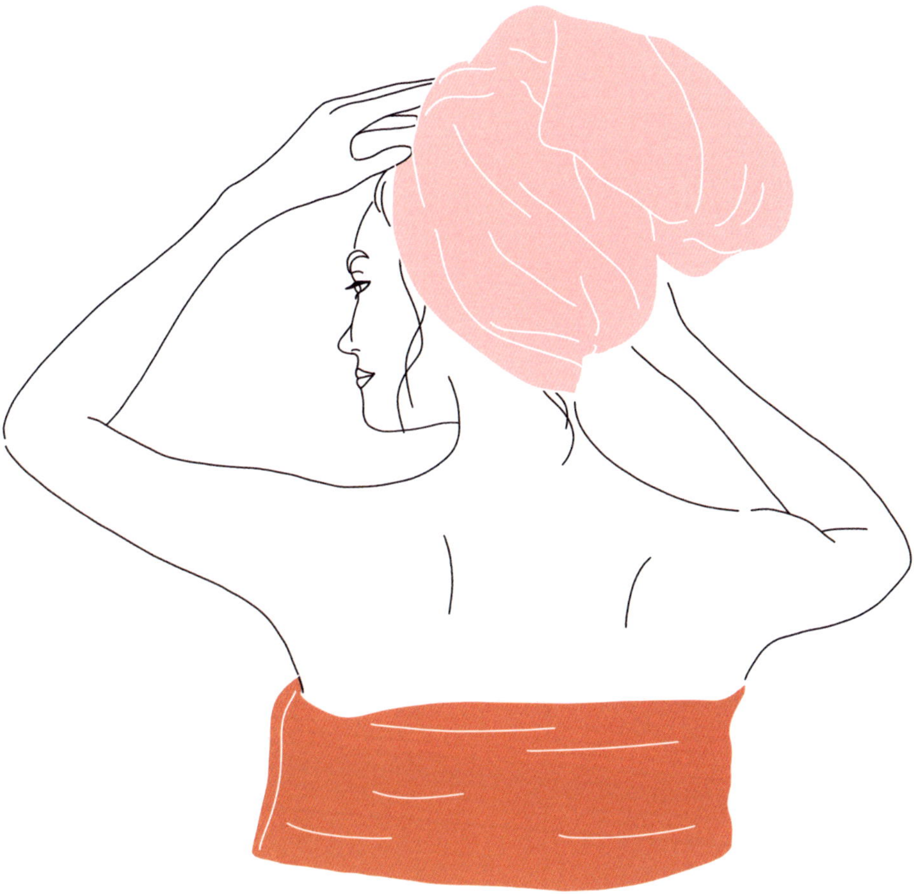

Wenn sich das zu krass anhört, spritzt du dir zunächst kaltes Wasser ins Gesicht. Nach 1–2 Wochen der Abhärtung wählst du einen Teilbereich deines Körpers und duschst nur diesen kalt ab, bevor du dich schließlich ganz unter das kalte Wasser stellst. Bald wirst du dich wunderbar fühlen und auf das kalte Finale nicht mehr verzichten wollen.

DAS HAUT DICH AUS DEN SOCKEN

Es ist einfach, ein wenig Yoga und bewusstes Atmen in den Alltag einzubauen. Indem du eine morgendliche Aktivität (Anziehen/Putzen/Aufheben von Sachen vom Boden) mit einer Übung verbindest, entwickelt sich bald eine gesunde Routine. Wenn du dich das nächste Mal bückst, um Socken oder Schuhe anzuziehen, denk dran: „Atmen!"

Atme in der folgenden Yoga-Stellung 5- bis 10-mal ein und aus. Die Stehende Vorwärtsbeuge (Uttanasana) ist ideal, bevor du deine Socken anziehst (oder aufhebst).

- Stell dich mit hüftbreit geöffneten Beinen hin, die Hände liegen auf den Hüften. Rolle den Oberkörper nach unten, indem du in der Hüfte abknickst.
- Kopf, Arme und Hände hängen zum Boden. Den Nacken nicht verspannen!
- Entspanne Gesicht, Arme, Kopf und Hände. Du darfst dich schlaff fühlen.
- Lass deine Fingerspitzen zu Boden baumeln und dort für einige Atemzüge „hängen".
- Atme durch die Nase ein und aus. Lass die Zungenspitze am Gaumen ruhen.
- Spüre, wie sich deine Körpervorderseite und deine Körperrückseite mit jedem Atemzug bewegen.
- Atme 3-mal lange und langsam ein und aus (für Anfänger). Steigere die Anzahl der Atemzüge nach und nach auf 10. Halte diese Stellung nicht länger als 1 Minute. Beobachte, ob sich deine Hände jeweils beim Ausatmen etwas weiter dem Boden nähern.
- Allen, die mehr Zeit haben, empfehlen Wissenschaftler, 30-mal pro Tag die Zehen mit den Händen zu berühren, um die Beweglichkeit zu steigern (es funktioniert wirklich!).

Das bringt's

Verjüngt den Geist und entspannt das Nervensystem

Dehnt die Hüften, Kniesehnen und Waden

Kräftigt Oberschenkel und Knie

Lässt vermehrt Blut in den Kopf schießen

Aktiviert die Bauchmuskeln

Verbessert die Beweglichkeit der Wirbelsäule

Regt Nieren, Leber und Milz an und sorgt so für physische Erleichterung

Verbessert die Verdauung

Verringert Bluthochdruck

Kann eine wichtige Rolle bei der Behandlung von Symptomen verschiedener Beschwerden spielen, etwa in den Wechseljahren, bei Asthma, Kopfschmerzen, Schlaflosigkeit

Lindert Symptome von Stress, Angst, leichter Depression und Erschöpfung von Körper und Geist

Wird weithin als Heilmittel bei Unfruchtbarkeit, Osteoporose und Sinusitis angesehen

Tipp: Die Übung nicht ausführen bei chronischen Erkrankungen oder bei früheren Verletzungen an Knie- und Sprunggelenken oder am Rücken.

WARTESCHLANGEN-ATMUNG

Ich entwickelte dieses „Atemspiel" vor einigen Jahren in einer endlosen Warteschlange bei einer Passkontrolle am Flughafen. Mein Blick fiel auf ein Meer von Köpfen, die Frustration war greifbar. Mit zwei kleinen Kindern im Schlepptau fragte ich mich, wie ich in dieser Situation ruhig und motivierend bleiben konnte.

Inspiriert durch die Atemarbeit nahm ich einige tiefe Atemzüge und versuchte der Szene etwas Positives abzugewinnen. Ich nahm zwei langsame Atemzüge und machte mich auf die Suche nach etwas Schönem und Liebenswertem in der langen Reihe von Menschen – etwas so Einfaches wie eine bunte Jacke, ein Lächeln von jemandem, der mit einem geliebten Menschen spricht, Kinder beim Spielen oder das ältere Paar, das sich an den Händen hält. Ich fand es unglaublich, wie viel Schönheit es um mich herum gab. Das hat so gut funktioniert, dass ich dieses Atemspiel nun oft im Zug oder beim Anstehen spiele. Wird Alltägliches in einen achtsamen Moment verwandelt, gibt es immer eine Form von Schönheit in der Nähe.

»Neugierde heilt Langeweile. Aber es gibt kein Heilmittel für Neugierde.«

ELLEN PARR

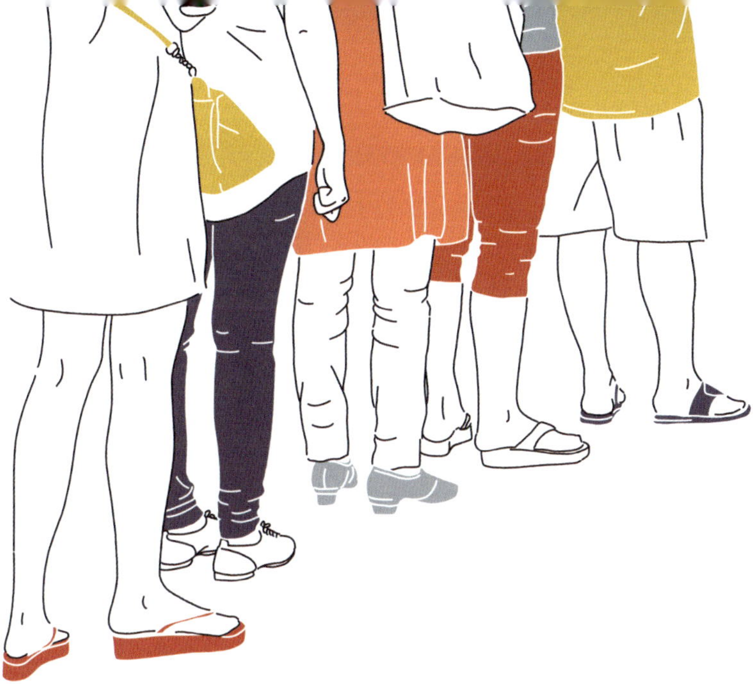

Das bringt's

Führt dich aus der Langeweile hin zur Schönheit

Führt dich in die Gegenwart

Lehrt Dankbarkeit

Verankert eine Achtsamkeitspraxis in deinem Tag

- Atme ... ein. Suche in deinem direkten Umfeld nach einer schönen Farbe, einem schönen Moment oder einer schönen Szene.
- Atme aus, während du deine Aufmerksamkeit darauf richtest.
- Wiederhole die Übung, bis sich deine Stimmung gebessert hat.

STAU-ATMUNG

Wenn die Internetverbindung mal wieder schwächelt, du in der Warteschleife hängst oder an einem heißen Tag im Stau stehst, hier eine Übung zum Abkühlen. Sie lindert Frustrationen und aufgestauten Ärger in wenigen Minuten.

Sitali ist eine klassische Yoga-Atemtechnik, die oft als „kühlender Atem" übersetzt wird, weil sie sich kühlend und beruhigend auf das Nervensystem auswirkt. Um Sitali zu praktizieren, solltest du in der Lage sein, deine Zunge nach innen zu einer U-Form zu krümmen.

- Setz dich bequem hin, Kopf, Nacken und Wirbelsäule bilden eine Linie.
- Atme für einige Minuten tief in das Zwerchfell. Öffne dann den Mund und forme die Lippen zu einem „O".
- Wenn möglich, rolle deine Zunge der Länge nach ein und strecke sie ein Stück weit aus dem Mund (falls dir das nicht gelingt, rolle die Zungenspitze nach oben und drücke die Unterseite gegen deinen Gaumen).
- Atme, indem du die Luft durch die „Zungenröhre" in den Mund ziehst. Richte deine Aufmerksamkeit auf den kühlenden Atem, während sich Bauch und untere Rippen ausdehnen.
- Schiebe deine Zunge wieder in den Mund und atme durch die Nase aus.
- Wiederhole die Übung 2–3 Minuten. Atme dann 1 Minute weiter durch die Nase und fahre anschließend für einige weitere Minuten mit der kühlenden Atmung fort.

LÄCHLE UND ATME

Wie auch immer du dich gerade fühlst – erhelle öde Momente mit einem Lächeln. Dieser kleine, mühelose Aufschwung der Lippen sendet Wohlfühlschwingungen an dein Gehirn, die Gesundheit und Glück zugutekommen.

Das bringt's

Setzt Neuropeptide (Signalmoleküle), die stimmungsaufhellenden Neurotransmitter Dopamin und Serotonin sowie Endorphine (Glückshormone) frei

Entspannt den Körper

Senkt den Ruhepuls

- O Entspanne Gesicht und Schultern.
- O Atme durch die Nase ein.
- O Lächle mit geschlossenen Lippen.
- O Atme durch die Nase aus.
- O Lächle.
- O Atmung und Gesicht sind entspannt.
- O Spüre, was du fühlst. Fühlst du dich etwas leichter? Einen Hauch von Glück?

»Manchmal ist die Freude die Quelle deines Lächelns, aber manchmal kann dein Lächeln die Quelle deiner Freude sein.«

THICH NHAT HANH

ATMUNG DES GELANGWEILTEN BUDDHA

Langeweile tritt oft in Situationen auf, über die wir wenig Kontrolle haben. Aber wir können immer unsere Atmung kontrollieren. Wenn wir Langeweile überwinden, werden wir möglicherweise von einer brillanten Idee oder einem Geistesblitz überrascht. Wer Zeiten des Leerlaufs nutzt, um sich mit seinem Atem zu verbinden, wird Atemtechniken fest in seinem Leben verankern können. Wandle Langeweile in etwas Positives um – du wirst dich inspiriert und energiegeladen fühlen.

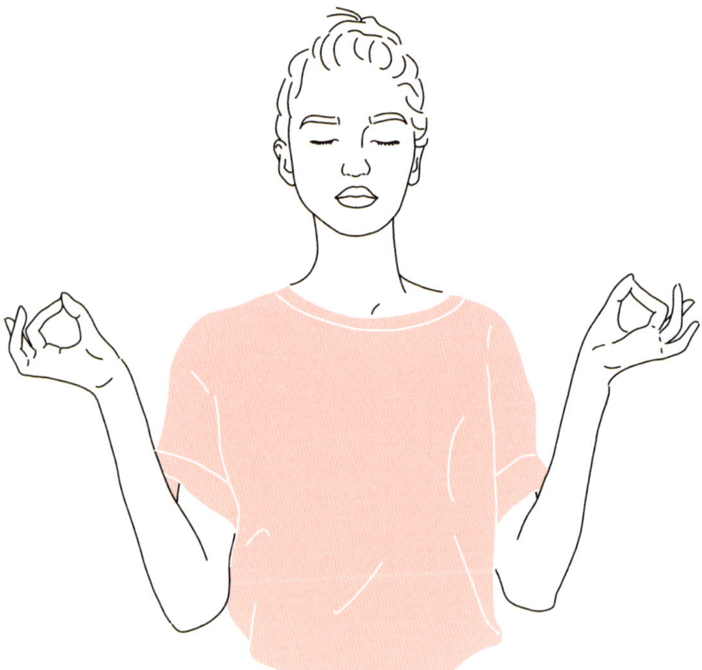

Das bringt's

Hat eine positive Wirkung auf das limbische System des Gehirns, das für gute Laune verantwortlich ist

- Nimm eine bequeme Sitzposition ein.
- Lege den Daumen deiner rechten Hand auf die Fingerkuppe deines Mittelfingers. Übe etwas Druck aus.
- Mit der linken Hand verfährst du ebenso. Beide Hände zeigen nun dieses Mudra bzw. diese Handposition (s. Abb.).
- Hebe das Kinn leicht an und schließe die Augen, wenn es dir angenehm ist. Richte deinen inneren Blick nach oben in die Mitte deiner Stirn.
- Rolle deine Zungenspitze so nach oben ein, dass die Unterseite der Zunge am hinteren Gaumen anliegt. Es wird sich anfühlen, als sei deine Zunge in der Mitte abgeknickt.
- Atme ... und spüre einfach die 4 Schritte der Atmung (einatmen/Pause/ausatmen/Pause). Gleichzeitig presst du Mittelfinger und Daumen zusammen.
- Verlangsame deine Atmung. Lass deine Gedanken schweifen, aber konzentriere dich auf die Atmung. Nimmst du Gefühle zwischen Daumen und Mittelfingern wahr? Spürst du etwas am Gaumen, an der Zunge oder in deinem Gesicht?
- Wenn deine Gedanken wieder abschweifen, führe sie zurück zum Rhythmus deiner Atmung.

8

SAUBERE LUFT

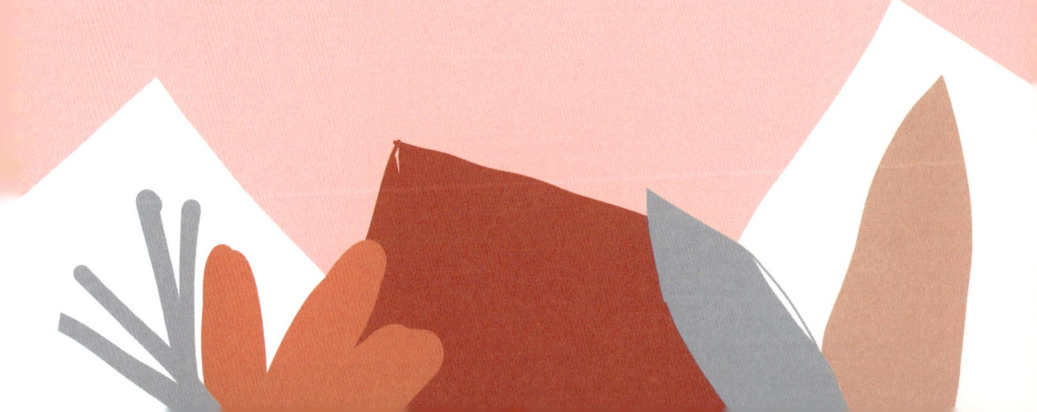

»Für die meisten von uns sind Pflanzen nur Dekoration, ein wenig Ästhetik, aber sie sind auch etwas anderes.«

FEDERICO BRILLI, PFLANZENPHYSIOLOGE

Die Luftverschmutzung in Innenräumen lässt sich bis in die Vorzeit zurückverfolgen, als die Menschen in milderes Klima zogen, Unterkünfte bauten und in ihren Höhlen Feuer zum Kochen und als Wärme- und Lichtquelle nutzten. Der Ruß, der in prähistorischen Höhlen gefunden wurde, beweist, dass das Feuer zu einer hohen Schadstoffbelastung führte.

Von der einfachen Höhle bis zu unseren heutigen modernen Wohnungen und Büros haben wir uns an das Leben in Innenräumen gewöhnt, und die meisten von uns verbringen dort einen großen Teil ihres Lebens. Ein aufschlussreicher Bericht der US-Umweltschutzbehörde kam zu dem Schluss, dass Menschen in Industrieländern bis zu 90 Prozent ihrer Zeit in geschlossenen Räumen verbringen.

Die Luftverschmutzung in Innenräumen gilt als eines der weltweit größten Gesundheitsrisiken, sodass sogar ein bestimmter Gesundheitszustand damit verbunden wird. Die „Gebäudekrankheit" (Sick Building Syndrom/SBS) tritt auf, wenn eine Reihe ungünstiger Bedingungen in Wohn- und Arbeitsräumen herrschen: schlechte Belüftung, Staub, Chemikalien in der Luft, hohe Luftfeuchtigkeit und unzureichende Beleuchtung sind nur einige davon. Die Kombination dieser Bedingungen gefährdet die Gesundheit vieler Menschen.

Mit der Zunahme der von SBS betroffenen Schülern, Angestellten, Hausbewohnern und Patienten mehren sich die Berichte über Symptome, die mit dieser modernen Krankheit zusammenhängen. Zunehmende Klagen über Atembeschwerden, laufende Nasen, Niesen, Kopfschmerzen, Halsreizung und Konzentrationsschwäche sind vielleicht ein Zeichen dafür, dass wir uns schnellstens und ernsthaft mit der Verbesserung unseres Raumklimas befassen sollten.

Da immer mehr Menschen in Gegenden mit schlechter Luftqualität leben und arbeiten, überrascht es nicht, dass sich luftreinigende Zimmerpflanzen immer größerer Beliebtheit erfreuen. Glücklicherweise liebt die Natur das Gleichgewicht, und gemäß der Theorie der Biophilie (das angeborene Bedürfnis des Menschen, sich mit der Natur zu verbinden, s. S. 106) können wir zur Verbesserung der Luftqualität in Innenräumen beitragen. Aber reichen ein paar Töpfe mit grünem Laub wirklich aus, um die Luft zu reinigen, die wir atmen? Die NASA denkt, ja ...

LUFTREINIGENDE ZIMMERPFLANZEN

1989 führte die NASA eine Studie über die luftreinigenden Eigenschaften von Zimmerpflanzen durch und entdeckte sieben Superpflanzen, welche die schädlichsten Chemikalien in unserer Raumluft besonders effizient absorbieren. Während andere Pflanzen in der Studie ein oder zwei dieser unsichtbaren Killer aufnahmen, absorbierten die Superpflanzen alle der getesteten schädlichsten flüchtigen organischen Verbindungen (VOCs). Diese Pflanzen saugten die Nebenprodukte von Fahrzeugabgasen auf, die schleichend in unsere Arbeits- und Wohnräume eindringen können, ebenso wie die von Reinigungsprodukten wie das krebserregende Benzol, Formaldehyd, Xylol und Toluol. Die Luft wurde effizient gereinigt, und es entstand sofort eine deutlich gesündere Raumatmosphäre.

Da die NASA-Studie in einem streng kontrollierten Umfeld durchgeführt wurde, lässt sich nicht feststellen, wie viele Topfpflanzen wir brauchen, um in unserer unmittelbaren Umgebung saubere Luft zu atmen. Da wir aber wissen, dass Grünflächen einen positiven Einfluss auf unsere Gesundheit haben, schlage ich vor, in jedem Raum deines Hauses und Büros eine Pflanzenoase mit so vielen der folgenden Superpflanzen zu schaffen, wie es Platz und Budget erlauben.

»Es gibt luftreinigende Pflanzen und dann gibt es Superpflanzen.«

SIEBEN SUPERPFLANZEN

Diese Superpflanzen führten die Liste der NASA aufgrund ihrer luftreinigenden Eigenschaften an. Sie entfernten alle vier der schädlichsten VOCs, die in unserer Innenluft gefunden wurden. Wer sich mit diesen Pflanzen umgibt, atmet saubere Luft und schafft eine Ruhezone in seinem Arbeits- und Lebensraum.

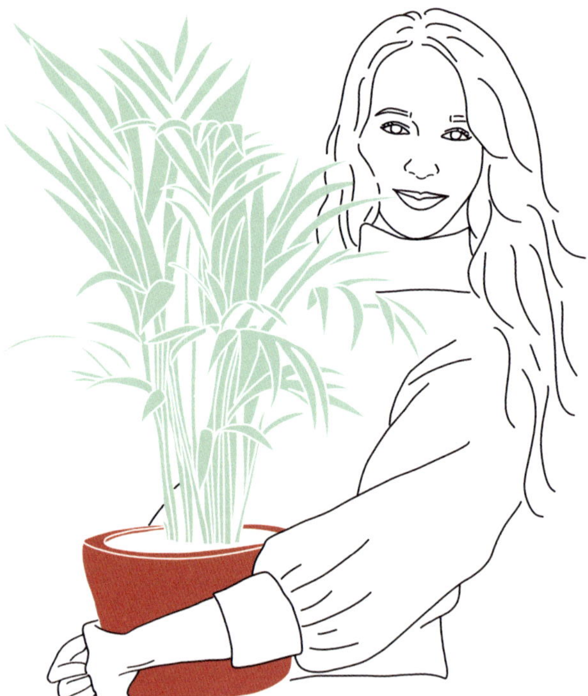

Tipp: Einige Zimmerpflanzen sind für Hunde und Katzen giftig.

1

BOGENHANF

(Sansevieria trifasciata var. laurentii)

Scherzhaft auch „Schwiegermutterzunge" genannt. Während die meisten Pflanzen nachts Kohlendioxid freisetzen (mangels Fotosynthese), produziert die *Sansevieria* weiterhin Sauerstoff. Stell dir ein paar davon ins Schlafzimmer, um deine Lungengesundheit im Schlaf zu verbessern.

2

EINBLATT

(Spathiphyllum spp.)

Der vielleicht schönste Luftfilter, den es gibt – das Einblatt steht auf der Liste der NASA zur Verbesserung der Luftqualität ganz oben. Er mag mäßiges Licht und hohe Luftfeuchtigkeit, also weg von kalten, zugigen Fenstern. Halte die Erde feucht, aber vermeide Staunässe.

3

BAMBUSPALME

(Chamaedorea seifrizii)

Diese in Mexiko und Mittelamerika heimische kleinwüchsige Pflanze wird nicht höher als 1,5 Meter. Sie liebt Licht und Feuchtigkeit und filtert Benzol und Trichlorethylen zu Hause oder im Büro. Sie ist pflegeleicht und schmückt jeden Arbeitsplatz.

4

DRACHENBAUM

(Dracaena marginata)

Er wird wegen seines aufsehenerregenden Blattwerks und seiner robusten Natur kultiviert. Achte auf violett-rote Ränder an palmenartigen Blättern, denn es gibt viele Arten von Dracaena.

5

GEMEINER EFEU

(Hedera helix)

Dieser Efeu ist einer der großen Allround-Luftreiniger und leicht zu pflegen. Er liebt viel Licht und mäßig Wasser, da er es lieber trocken mag.

6

GRÜNLILIE

(Chlorophytum comosum)

Diese Pflanze nimmt verschiedenste schädliche Verbindungen auf. Grünlilien sind leicht zu pflegen, bevorzugen trockene Erde und gedeihen auch in kühlen Ecken. Schütze sie vor direkter Sonne, da die Blätter leicht verbrennen. Ihr Standort ist hell bis halbschattig.

7

CHRYSANTHEMEN

(Chrysanthemum morifolium)

Regelmäßiges Gießen ist wichtig. Chrysanthemen benötigen eine gute Luftzirkulation, Staunässe ist jedoch zu vermeiden.

LUFTVERSCHMUTZUNG IM FREIEN

Während sich eine verbesserte Atmung positiv auf unsere Gesundheit und unser Glück auswirken kann, gehört die Luftverschmutzung zu einer der größten Gesundheitsrisiken unserer Zeit. Schlechte Luftqualität wird heute mit vielen Krankheiten in Verbindung gebracht, von Atemwegserkrankungen und gehemmtem Lungenwachstum bis hin zu Krebs, Herzkrankheiten, Demenz und psychischen Problemen bei Jugendlichen. Sie kann auch zu Fehlgeburten und niedrigem Geburtsgewicht beitragen. Die Luftverschmutzung verkürzt die Lebenserwartung um knapp drei Jahre.

Glücklicherweise gibt es einige engagierte Gruppen, die das Bewusstsein für diese globale Bedrohung schärfen. Jemima Hartshorn, Mitbegründerin von Mums for Lungs, einem in London ansässigen Elternnetzwerk, das sich für saubere Luft einsetzt, sagt dazu:

„Die Weltgesundheitsorganisation schätzt, dass sich die Lebenserwartung durch die Luftverschmutzung jährlich bei 7 Millionen Menschen verkürzt. Die häufigsten Schadstoffe in der Luft sind NO_2 (Stickstoffdioxid) und Feinstaub (PM2,5, PM10). Bei regelmäßigem Einatmen hoher NO_2- und PM-Konzentrationen entzündet sich die Lungenschleimhaut. Die winzigen Partikel dringen in unseren Blutkreislauf und damit in unsere Organe ein, einschließlich des Gehirns, da sie aufgrund ihrer geringen Größe von der Lunge nicht gefiltert werden."

Es gibt jedoch Hoffnung: Angesichts der Beweise für die gesundheitlichen Folgen und anhand technischer Fortschritte werden Fahrzeuge sauberer. Autos, die mit fossilen Brennstoffen betrieben werden, fallen bei Regierungen und Städten auf der ganzen Welt in Ungnade. Einige Städte führen sogar regelmäßige autofreie Tage ein.

SO VERBESSERN WIR UNSERE LUFT

Wir können viel dazu beitragen, um die Luftverschmutzung zu verringern und uns vor ihren Auswirkungen zu schützen. „Mums for Lungs" schlägt folgende Maßnahmen vor:

1

Am wichtigsten ist, weniger Kilometer auf der Straße zurückzulegen. Wäge jede Autofahrt ab und reduziere Lieferungen nach Hause. Kannst du ein Paket bei einer Packstelle in der Nähe abholen, um den Anfahrtsweg des Lieferanten zu reduzieren (und damit den Schadstoffausstoß auf der Straße zu verringern)? Gibt es einen Bus zu deinem Zielort? Kannst du zwei nötige Fahrten kombinieren?

2

Kannst du dein Auto durch ein Modell mit einer niedrigeren Schadstoffemission ersetzen? Vielleicht durch ein Elektrofahrzeug? Wäre Carsharing eine Alternative?

3

Um dich selbst vor Schadstoffen zu schützen, nutze Nebenstraßen und bleibe möglichst weit weg vom Bordstein. Die Feinstaubbelastung ist umso geringer, je weiter du von Fahrzeugen entfernt bist. (Übrigens: Im Auto ist sie im Allgemeinen höher ...)

4

Setze dich bei deiner Regierung dafür ein, Dieselmotoren so schnell wie möglich auslaufen zu lassen. Unterstütze deine Stadt dabei, die Nutzung von Straßenfahrzeugen (schadstofffreie Zone) einzuschränken. Öffentliche Verkehrsmittel müssen besser, billiger und nutzerfreundlicher werden. Ein Spaziergang auf dem Land, in der Stadt oder auf dem Dorf sollte ein Vergnügen sein.

5

Überzeuge deine Mitmenschen von der Luftverschmutzung, damit sie ihre Emissionen reduzieren und sich und ihre Lieben schützen können. Danke!

6

Letztlich tragen die meisten Auslöser für die Luftverschmutzung wesentlich zur Klimakrise bei. Indem wir die Luftverschmutzung reduzieren, verringern wir auch unseren ökologischen Fußabdruck und tragen zu einem gesünderen Planeten bei.

9

BEZIEHUNGEN

»Und hier ist nun mein Geheimnis, ein ganz einfaches Geheimnis: Man sieht nur mit dem Herzen gut; das Wesentliche ist für die Augen unsichtbar.«

ANTOINE DE SAINT-EXUPÉRY

Jede Begegnung im Leben kann bestimmte Gefühle in uns wecken – eine langsame Internetverbindung kann zu einem Wutausbruch führen, der Abschluss eines neuen Soloprojekts ein Gefühl der Erleichterung hinterlassen, ein guter Roman kann dich zum Lachen oder Weinen bringen und du kannst dich verletzlich fühlen, wenn du alleine neue Orte besuchst. Du kannst ganz für dich allein sein und ein Meer von Gefühlen erleben. Oft jedoch sind es unsere persönlichen Beziehungen, die unsere tiefsten, stärksten Emotionen auslösen, durcheinanderbringen und aufwühlen.

Das Wort „Emotion" leitet sich vom lateinischen „emotus" (franz. „émouvoir") ab, was so viel bedeutet wie „aufrühren" oder „herausbringen". Emotionale Energie entsteht, um sich zu bewegen; E-motion ist reine „Energie in Bewegung".

Wenn du eine Emotion verspürst, etwa weil du gerade eine traurige Nachricht erhalten hast, kannst du einen Kloß im Hals haben und die Tränen beginnen zu fließen. Wer nicht in der Lage ist, sich mit einem lauten Schrei Luft zu machen, wird den Atem anhalten. Dies jedoch unterdrückt gleich zwei natürliche Selbstheilungsprozesse. Was passiert mit diesen zurückgehaltenen Tränen?

Regelmäßige Kontraktion der Atemmuskulatur (wenn Gefühle und Atmung unterdrückt werden), kann unnötige Spannungen im ganzen Körper aufbauen. Wir speichern unsere Emotionen buchstäblich in den Muskeln und im Gewebe ab: Worte können uns „im Hals stecken bleiben", wir können „die Nase voll haben" oder „aus der Haut fahren", das „Bauchgefühl" wird häufig ignoriert, uns kann es „schwer ums Herz" sein oder wir müssen Menschen ertragen, die „uns auf die Nerven gehen". Wir bekommen „Knoten im Hals" und tragen „das Gewicht der Welt auf unseren Schultern".

Diese unterdrückten Emotionen können sich in körperliches Unwohlsein verwandeln und sich negativ auf unsere Gefühle auswirken – mental, körperlich und emotional. So wie wir vergessen haben, wie man richtig atmet, haben wir auch verlernt, uns selbst zu heilen.

Manchmal stellt uns das Leben vor größere Herausforderungen, als Körper und Geist ertragen können. Dann haben wir das Gefühl, gar nicht atmen zu können; wir verlieren geliebte Menschen, Menschen, denen wir vertrauen, verraten uns, unsere Heimat bzw. unser Land wird gespalten oder wir müssen uns von denen trennen, die uns lieb sind. Wir kämpfen mit Scheidung oder nationalen Krisen oder befinden uns plötzlich an neuen Orten, umgeben von neuen Menschen, und versuchen, unseren Weg sowohl in uns selbst als auch in unserem äußeren Umfeld zu finden.

In anderen Fällen können uns traumatische Erfahrungen „einfrieren", und wir fühlen überhaupt nichts, es herrscht Taubheit. Atem-, Gesprächs- und Bewegungstherapien können uns in diesen Momenten helfen, in denen wir uns überhaupt nicht bewegen wollen.

Diese Emotionen zuzulassen, sie anzuerkennen und zu akzeptieren, kann uns entlasten. Erst dann sind wir wieder in der Lage, uns lebendig zu fühlen, und bereit dazu, gesunde Beziehungen aufzubauen und zu pflegen.

Stacy Matulis ist Somato-, Tiefenpsychologin und Atemtherapeutin. Sie arbeitet mit Paaren und betreibt eine private Praxis für somatische Heilung und Coaching in Süd-Pasadena, Kalifornien. Hier gibt sie uns ein paar kluge Ratschläge, wie wir das Schiff des Lebens mithilfe achtsamer Atmung durch bewegte Zeiten steuern.

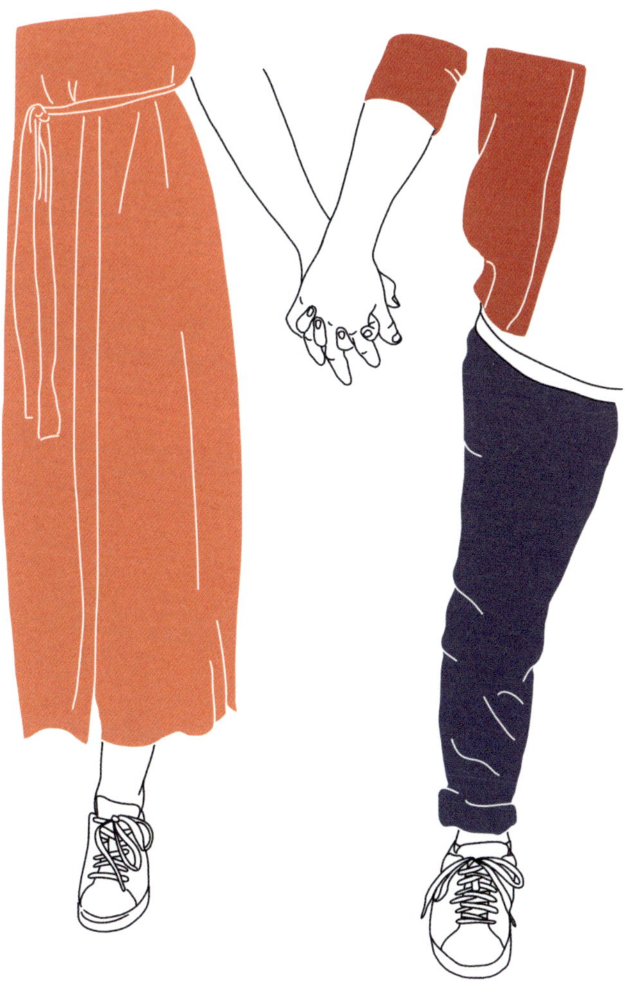

DIE RESILIENZ-ZONE

In jeder Partnerschaft ist es einfach, einander zu „vermissen".

„Miss"-Verständnisse, „Miss"-Deutungen, Argumente, Projektionen und/oder Posttraumata können sich auf einen Menschen so negativ auswirken, dass es ihm schwerfällt, sein Gegenüber zu „hören".

In der Psychologie bezeichnet die „Resilienz-Zone" den Zustand, in dem man sich in seinem Körper wohlfühlt, die Gedanken klar sind und das Nervensystem im Gleichgewicht ist.

Verlässt man seine Resilienz-Zone, steigen Blutdruck und Herzfrequenz, der Atem wird schnell und flach. Der Körper geht in den „Kampf-oder-Flucht"-Modus über. Wenn wir aus dieser Angstsituation heraus handeln, verteidigen wir gewöhnlich unser Territorium und errichten umgehend Abwehrschranken, um uns zu schützen. Es wird fast unmöglich, aufnahmefähig zu bleiben und nicht dagegenzuhalten.

Sehr viele Beziehungen leiden darunter, dass Meinungsverschiedenheiten in Kämpfe ausarten, bei denen der eine oder beide Partner aus der Resilienz-Zone herausfallen und sich keiner von beiden mehr gehört fühlt.

Eine Möglichkeit, solche Reaktionen zu ändern, besteht darin, zu lernen und bewusst zu erspüren, wie es sich anfühlt, wenn man die Resilienz-Zone verlässt, indem man emotionale Erfahrungen im Körper aufspürt. Sobald man erkennt, wann man die Grenze überschritten hat, kann man sich an einem sicheren Ort wähnen. Man muss sich nicht körperlich verteidigen und kann mit langen tiefen Atemzügen ruhig in die Gegenwart zurückkehren.

Stacy Matulis trainiert Paare, dies bei sich selbst zu „verfolgen". Tritt einer (oder beide) in diesen defensiven Zustand ein, gibt es eine klare Abmachung, damit umzugehen: „Lass uns auf Null zurückgehen." Das bedeutet: Lass uns mithilfe eines Atemtrainings eine Atmosphäre schaffen, in der wir einander in einem ruhigen Raum begegnen können. Es ist wichtig, dass beide Partner bei der Atemübung mitmachen, wenn einer von beiden sagt: „Lass uns wieder auf Null gehen." So verhindert man Schuldzuweisungen darüber, wer in der Resilienz-Zone ist und wer nicht.

Kommt also in der Partnerschaft der Moment, in dem einer oder beide von euch in einen defensiven Zustand geraten, könnt ihr ein einfaches Atemritual ausführen, um eine ruhigere Kommunikation zu ermöglichen. Atmet beide 5- bis 15-mal lang, langsam, tief und ruhig ein (durch die Nase) und aus (durch den Mund), um wieder in eure Resilienz-Zone zurückzukehren. Beobachtet von dort aus eure Gefühle, öffnet eure Herzen, schaut euch in die Augen, um wieder eine Verbindung herzustellen, und versucht wieder miteinander zu sprechen.

Die Übung „Zurück auf Null gehen" in Kombination mit dem Atemritual gibt beiden Partnern die Möglichkeit, sich zu sammeln und die Verteidigung fallen zu lassen. Beide ziehen sich an einen neutralen Ort zurück und können Themen wieder mit klarem Kopf besprechen.

RESILIENZ AUFBAUEN

Tägliche Atemübungen können deine emotionalen Kräfte steigern, denn die regelmäßige Stimulation des parasympathischen Nervensystems ermöglicht es dir auf natürliche Weise, mehr Zeit in deiner Resilienz-Zone zu verbringen. Nimm dir vor, die folgende Atemtechnik eine Woche (oder zwei) jeden Morgen 5–10 Minuten lang zu üben. Spüre, ab wann du beginnst, anders mit schwierigen Herausforderungen umzugehen.

WECHSELATMUNG

Diese alte Yoga-Atemtechnik ist auch heute noch beliebt. Vorstände, Politiker, Sportler und Führungskräfte nutzen sie, um besser mit Stress und Angst umzugehen. Diese einfache, aber effektive Übung machst du am besten morgens, damit du den Tag in einem ruhigeren, stabileren Geisteszustand beginnen kannst.

Das bringt's

Baut emotionale Widerstandsfähigkeit auf

Beruhigt das Nervensystem

Reguliert die Körpertemperatur

Bringt beide Gehirnhälften ins Gleichgewicht

Vergrößert das Lungenvolumen

Reduziert Blutdruck und Herzfrequenz

- Nimm eine bequeme, aufrechte Sitzposition ein.
- Atme ein paarmal lang und langsam durch die Nase ein und aus: Fühle beim Einatmen, wie sich dein Bauch hebt und deine Gesäßknochen sich mit dem Boden oder Stuhl verbinden. Lockere beim Ausatmen Schultern, Gesicht und Kiefer. Halte deinen Kiefer stets leicht geöffnet. Entspanne Hände und Gesicht. Beim Nachdenken spannen sich die Gesichtsmuskeln oft an – lass sie bewusst locker.
- Prüfe deinen Körper auf Verspannungen oder Gefühle. Was spürst du in deinem Herzen? In der Magengrube? In Kiefer oder Kopf? Oder ist alles taub? Fließt Energie in deinem Körper?
- Drücke Zeigefinger oder Ringfinger deiner rechten Hand so von außen auf dein LINKES Nasenloch, dass etwa 90 Prozent des Luftstroms blockiert sind.
- Atme langsam durch dein RECHTES Nasenloch ein. Stell dir die einströmende Luft als helle Farbe vor.
- Halte kurz die Luft an und richte deine Aufmerksamkeit auf den sich ausdehnenden Unterbauch.
- Verschließe nun das RECHTE Nasenloch mit deinem rechten Daumen und atme langsam durch das LINKE Nasenloch aus. Stell dir die ausströmende Luft als dunkle Farbe vor. Das Ausatmen soll länger dauern als das Einatmen.
- Nun durch das LINKE Nasenloch einatmen, den Atem anhalten (Daumen wegnehmen) und durch das RECHTE Nasenloch ausatmen.
- Atme durch das RECHTE Nasenloch ein. Halte den Atem an und atme dann durch das LINKE Nasenloch aus. Wiederhole die Übung 5- bis 10-mal.
- Atme zum Schluss einige Male durch beide Nasenlöcher.
- Beobachte, ob einige deiner Gefühle sich verändert haben, ob du dich leichter fühlst. Wenn die Energie in Bewegung kommt, kann es sein, dass du Energiewellen im ganzen Körper wahrnimmst.

UNTERDRÜCKTE GEFÜHLE

Es gibt spezielle Atemübungen, um Gefühle loszulassen, die wir am häufigsten unterdrücken: Trauer, Kummer, Wut, Angst und Liebe.

Stan Cortes, ein begnadeter Yoga-Lehrer, machte mich mit folgenden Yoga-Atemtechniken bekannt. Sein umsichtiger Unterricht basiert darauf, Energie im Körper freizusetzen und sich mit ihm zu verbinden. Das hat mir stets geholfen, belastete Energien sanft und sicher umzulenken. Nach jeder Stunde hatte ich das Gefühl, emotional freier und tiefer mit der Welt und den Menschen um mich herum verbunden zu sein.

Stan unterrichtet seit über 26 Jahren Kundalini-Yoga. Gemäß dem Sprichwort „Du musst es fühlen, um es zu heilen" sind seine besonderen Atemtechniken wirklich effektiv. Die Zeit heilt am besten, aber nur, wenn wir einen Teil dieser Zeit zum Heilen nutzen. Lass es zu, dich mit deinem Atem zu verbinden und dich vollständig in jede dieser Atemübungen zu vertiefen.

RUHIGE HERZ-ATMUNGS-MEDITATION

Ist dein Herz schwer oder bist du traurig, kann diese Atemmeditation Energien wieder ins Gleichgewicht bringen und Schmerzen lindern. Nimm dir für diese Übung 5–15 Minuten Zeit und lass alle Gefühle zu. Kommen dir Tränen, atme tief durch und lass sie fließen.

Das bringt's

Lindert Ängste

Beruhigt das Herz

Kräftigt Herz und Lungen

Lässt dich eine Beziehung mit neuen Augen sehen

Lindert Trauer und emotionale Leiden

Unterstützt die Atmung in den Brustkorb

HALTUNG: Sitze bequem und aufrecht, die Zungenspitze liegt oben am Gaumen an (erfahrene Yogis nutzen Jalandhara Bandha/Kinnverschluss). Gibt es eine bestimmte Beziehung, an der du arbeiten willst, denke während der Übung an diese Person.

HALTUNG DER HÄNDE:

Linke Hand: Lege die linke Handfläche in die Mitte der Brust auf deine Herzgegend (s. Abb.). Die Handfläche soll flach auf der Brust liegen, die Finger sind geschlossen und zeigen nach rechts. Die Mitte der Brust ist das Zentrum von Prana (Lebenskraft) und erzeugt an dieser Stelle eine tiefe Stille.

Rechte Hand: Lege die Spitzen von Daumen und Zeigefinger aneinander. Hebe die Hand neben deinem Körper. Dein Ellenbogen liegt entspannt an deiner rechten Körperseite an, der Unterarm steht senkrecht nach oben. Deine Handfläche zeigt nach vorn, die drei übrigen Finger zeigen nach oben. (Tipp: Deine Finger sollten aussehen, als würdest du das „o.k."-Zeichen machen.) Die Position der rechten Hand steht für Aktion und Analyse, die linke Hand zeigt eine aufnahmefähige, entspannte Mudra, eine Position des Friedens.

AUGEN: Schließe die Augen oder blicke mit halb geschlossenen Augen geradeaus.

- Atme langsam und tief durch beide Nasenlöcher ein. Unterbrich die Atmung und hebe den Brustkorb leicht an. Halte den Atem so lange an, wie es sich angenehm anfühlt.

- Atme sanft, gleichmäßig und vollständig durch die Nase aus.

- Nach dem Ausatmen hältst du die Luft an, solange es geht und es sich gut anfühlt. Atme weiter, falls du Kontraktionen im Zwerchfell oder in den Zwischenrippenmuskeln spürst.

- Konzentriere dich auf den Atemfluss. Beobachte, was während jeder einzelnen Phase dieser Atemtechnik passiert: beim Einatmen, beim Luftanhalten, beim Ausatmen, beim Luftanhalten.

- Übe nicht länger als 15 Minuten. Jeder Atemzug sollte ein neues Gefühl der Leichtigkeit in deinem Körper hervorrufen.

ABSCHLUSS: Atme 1 Minute und ohne Pause voll ein und aus.

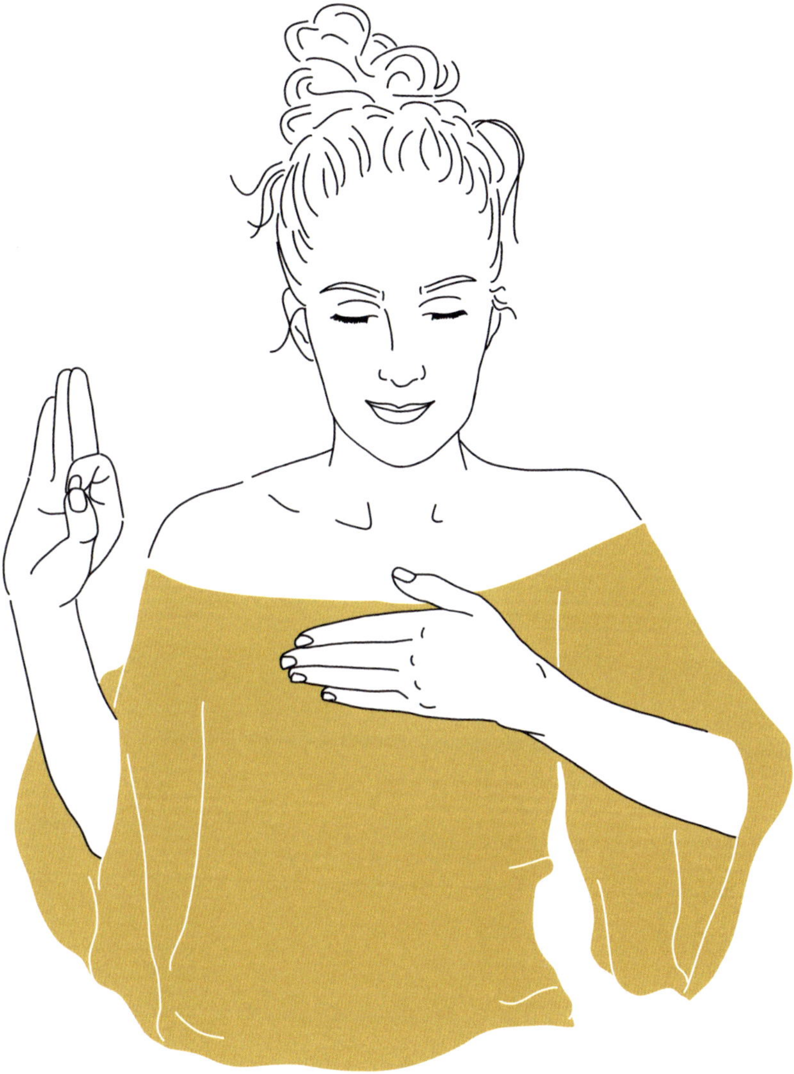

»Glück ist die Abwesenheit des Strebens nach Glück.«

CHUANG TZU

RÜCKFÜHRUNGS-ATMUNG

Stan Cortes sagt: „Ich nutzte diese Technik oft, als ich Vater wurde. Der Übergang vom Individuum zum Elternteil ist ein tiefer Einschnitt, man verliert den Kontakt zu sich selbst. Sie half mir, mich wieder mit meiner Frau, meiner neugeborenen Tochter und mit mir selbst zu verbinden."

Das bringt's

Beruhigt und löst Ängste

Gibt dir ein Gefühl von Konzentration und Offenheit

Führt Herz und Verstand zusammen

Bringt das Nervensystem ins Gleichgewicht

Anfänger beginnen mit einem langsamen Atemrhythmus zwischen 5 und 10 (pro Übung) und steigern nach und nach auf 15.

HALTUNG: Setz dich bequem hin, der Rücken ist hoch aufgerichtet und gerade. Das Kinn zeigt parallel zum Boden, deine Zungenspitze berührt deinen Gaumen. Der Kiefer ist leicht geöffnet.

- Atme durch die Nase ein, während du bis 15 zählst.
- Halte die Luft an und zähle bis 15. Deine Wirbelsäule sollte sich leicht anheben. Die Schultern sind locker.
- Atme aus und zähle dabei langsam bis 15.
- Wiederhole die Übung ein paarmal.

(8-TAKT-)FINDE-RUHE-ATMUNG

Diese Technik hilft dir, Groll, Ärger oder Frustration zu überwinden. Du wirst schon nach wenigen Runden eine Energiebewegung feststellen. Doch nimm dir besser 11 Minuten Zeit, damit sich die volle Wirkung einstellt.

Das bringt's

Befreit von aufgestautem Ärger

Beruhigt das Nervensystem

Setzt Energie frei und verringert Stress

Entspannt den Geist

Wandelt negative Gefühle um

HALTUNG: Sitze gerade, das Kinn parallel zum Boden. Ziehe die Schulterblätter sanft nach hinten, sodass sich der Brustkorb hebt. Schließe die Augen.

- Atme in 8 Zügen durch die Nase ein.
- Atme in einem langen, tiefen, kräftigen Stoß voll durch die Nase aus.
- Wiederhole die Übung 11 Minuten.

ABSCHLUSS:

- Atme tief ein und halte den Atem an. Zähle 5–10, atme aus.
- Atme tief ein. Halte den Atem an, während du zählst: 10–20. Kreise dabei die Schultern. Atme kräftig aus.
- Atme tief ein. Halte den Atem an und zähle: 10–20. Kreise die Schultern ganz schnell. Atme aus, entspann dich.

LIEBE-&-ZAUBER-ATMUNG

Eine meiner überraschendsten Erfahrungen als Lehrerin für Atemarbeit ist, dass wir auch viele positive Emotionen unterdrücken. Doch wie verbinden wir uns mit den verschiedenen Arten unterdrückter Liebe? Ganz einfach: Die beste Medizin ist – Lachen! Praktiziere diese Übung eine Woche lang täglich und beobachte, ob sich deine Grundstimmung ändert. (Übe nicht, wenn du einen Bruch hast.)

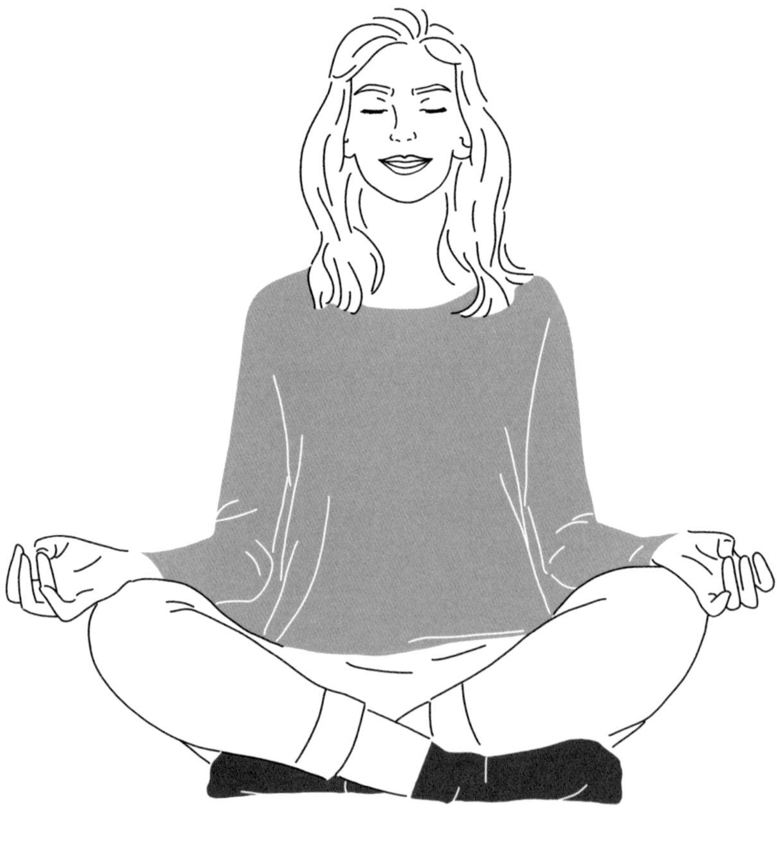

Das bringt's

Senkt den Blutdruck

Reduziert Stresshormone

Setzt Endorphine frei

Kräftigt deine Rumpfmuskulatur

- Führe diese Übung im Liegen aus, damit das Zwerchfell mehr Platz hat.
- Atme durch den Mund aus und sprich dazu „Hahahaha", bis alle Luft entwichen ist.
- Atme tief durch die Nase ein. Lächle.
- Beim Ausatmen werden Tempo und Tonhöhe des „Hahahaha-hahahahaha" so verändert, dass daraus ein richtiges Lachen wird.
- Atme tief durch die Nase ein, lächle.
- Wiederhole die Übung ein paarmal (nicht länger als 2 Minuten). Lass das Lachen kommen und gehen.
- Schließe die Übung mit einigen tiefen Atemzügen, vollem Herzen und einem Lächeln ab.

»Wir sind nur für eine Weile hier. Hol dir alle guten Lacher, die du kriegen kannst.«

WILL ROGERS

10

ERNÄHRUNG UND BEWEGUNG

»Du bist, was du isst.«

MICHAEL POLLAN

SAUERSTOFF + NAHRUNG = ENERGIE

Der Sauerstoff, den wir atmen, wird von bestimmten Arten pflanzlicher Lebewesen produziert, wobei der Großteil von den lebensnotwendigen (und extrem schönen) Kieselalgen stammt. Diese unglaubliche, mikroskopisch kleine einzellige Alge bildet lichtabsorbierende Moleküle (Chlorophyll), die Sonnenenergie speichern und diese mittels Fotosynthese in chemische Energie umwandeln.

Wenn Kieselalgen Kohlendioxid aus der Atmosphäre aufnehmen, wird das CO_2 in organischen Kohlenstoff in Form von Zucker umgewandelt und Sauerstoff freigesetzt. Er dient uns zum Atmen.

Dieser Sauerstoff wird beim Einatmen in die Lunge aufgenommen (äußere Atmung) und gibt stattdessen Kohlendioxid ab (Gasaustausch). Der Sauerstoff wird dann in den Blutkreislauf (innere Atmung) geleitet und gelangt so zu jeder unserer 37 Billionen Zellen. Jede aerobe (sauerstoffabhängige) Zelle nimmt diesen Sauerstoff (Zellatmung) auf, um mit dessen Hilfe und der Nahrung, die wir zu uns nehmen, Energie zu produzieren.

Wir können ohne Nahrung länger als einen Monat überleben, ohne Wasser etwa drei Tage, aber ohne Sauerstoff nur etwa drei Minuten. Daraus ergibt sich von selbst, dass die Atmung der wichtigste Faktor ist, wenn es um unser Überleben geht. Aber wenn es um unseren natürlichen Energiebedarf geht, sind die Nahrung, die wir essen, und das Wasser, das wir trinken, lebenswichtige Bausteine für unser Wohlbefinden.

„DER DRITTE LUNGENFLÜGEL"

Hier teilt Sybille Gebhardt, Naturheilpraktikerin und Yoga-Lehrerin, ihr Wissen über bestimmte Nahrungsmittel, die unsere Gesundheit und unser Atemsystem unterstützen können.

„In der chinesischen Medizin gilt die Haut als ‚dritter Lungenflügel'. Sie atmet und scheidet Giftstoffe aus, genau wie die Lunge. Der Zustand unserer Haut kann viel über den Zustand unseres Atmungssystems aussagen. So können Hautprobleme wie Ekzeme, Schuppenflechte und Ausschlag mit Ungleichgewichten im Körper verbunden sein, die auch die Lunge betreffen.

Wir können diese ‚dritte Lunge' durch Bürstenmassagen, Wechselduschen sowie natürlich hergestellte Produkte gesund erhalten, aber vor allem durch den Verzehr von gesundem, lokal und saisonal angebautem Bio-Gemüse, frischem Obst, Vollkorn, Samen, Nüssen, fermentierten Lebensmitteln und frischem, fettreichem Kaltwasserfisch.

Der Magen-Darm-Trakt ist von hundert Millionen Nervenzellen durchzogen. Die Funktion dieser Neuronen, ebenso wie die Produktion von Neurotransmittern wie Serotonin, hängt stark von den Milliarden ‚guten' Bakterien in der Darmflora ab. Der Magen-Darm-Trakt produziert 95 Prozent des Serotonins, das Schlaf, Appetit und unsere Stimmungen steuert.

Diese Nahrungsmittel unterstützen die komplexe und vielfältige Bakterienflora, die in deinem Darm, auf deiner Haut, in deinem Mund und in vielen anderen Bereichen deines Körpers angesiedelt ist. Sie ist wesentlich für deine Gesundheit und dein

Glück verantwortlich. Ebenso ist es wichtig, Lebensmittelallergien oder -unverträglichkeiten zu erkennen und zu eliminieren und, falls nötig, eine allergenfreie Ernährung zu befolgen.

Im Allgemeinen gelten Milchprodukte, Weizen und Zucker als ‚schleimbildende' Lebensmittel bzw. als solche, die Entzündungen im Körper hervorrufen können (und die Funktion der Atemwege beeinträchtigen). Sie sollten in stressigen Zeiten oder bei einer akuten Atemwegsinfektion gemieden werden, selbst wenn du diese Lebensmittel verträgst.

Dieselben Nahrungsmittel können Körper und Geist bei jedem Menschen auf andere Weise beeinflussen. Eine Person kann etwa eine Schüssel Brei essen und sich zufrieden und gestärkt fühlen, während eine andere sich aufgebläht, müde und träge fühlt. Wenn du bewusst erkennst, wie sich der Verzehr bestimmter Lebensmittel auf dich auswirkt, kannst du dich für gesündere Alternativen entscheiden. Und du wirst anfangen, mehr von den Nahrungsmitteln zu essen, die dir ein Gefühl von Leichtigkeit und Energie verleihen.

Ein gesundes Atmungssystem und strahlende Haut brauchen viel Flüssigkeit. Die Menge variiert leicht, je nach Körpergröße, Lufttemperatur und -feuchtigkeit, wie viel du schwitzt oder ob du krank bist. Die ideale Wasseraufnahme liegt bei etwa 2 Litern pro Tag (in einigen Ländern ist Leitungswasser stark gechlort und besser zu meiden, da Chlor Lunge und Haut reizen kann). Flüssigkeiten können auch in Form von Kräutertees, Suppen, Eintöpfen und quellenden Nahrungsmitteln (die zum Einweichen oder Kochen Wasser benötigen) aufgenommen werden, wie z. B. Vollkornreis, Nüsse und Samen."

SELBST GEMACHTE SMOOTHIES FÜR EINE GESUNDE LUNGE

In unserer hektischen Zeit sind Smoothies eine bequeme Möglichkeit, sich ausgewogen und vollwertig zu ernähren. Sie sind schnell und einfach zuzubereiten und gut für deine Lungengesundheit: Hier ist eine Auswahl an Zutaten, die du zu einem gesunden Frühstück kombinieren kannst – ein guter Start in den Tag für Darm und Lunge. Nimm aus jeder Spalte eine Zutat, dann mischen, trinken und tiefer und voller atmen!

WÄHLE AUS JEDER SPALTE EINE ZUTAT.
MIXEN UND TRINKEN.

FLÜSSIGKEIT	LUNGEN-REINIGER (OBST)	LUNGEN-BOOSTER	LUNGEN-PROTEKTOR
Reismilch Mandelmilch Hafermilch Kokoswasser Kokoskefir stilles Wasser	Acai-Beeren Aprikosen Pfirsiche Blaubeeren blaue kernlose Trauben dunkle Kirschen Himbeeren Avocados Granatäpfel	Mandel- oder Kürbiskernbutter eingeweichte Walnüsse vegane Proteinpulver Maca-Wurzel gemahl. Leinsamen Aloe-Vera-Saft 1 Schuss Kaffee (gut bei Asthma) Grünkohl, Petersilie oder Spinat Blütenpollen	frischer Ingwer frische Kurkumawurzel (oder alternativ Pulver) Zimt Rohkakaopulver Matcha-Grüntee-Pulver

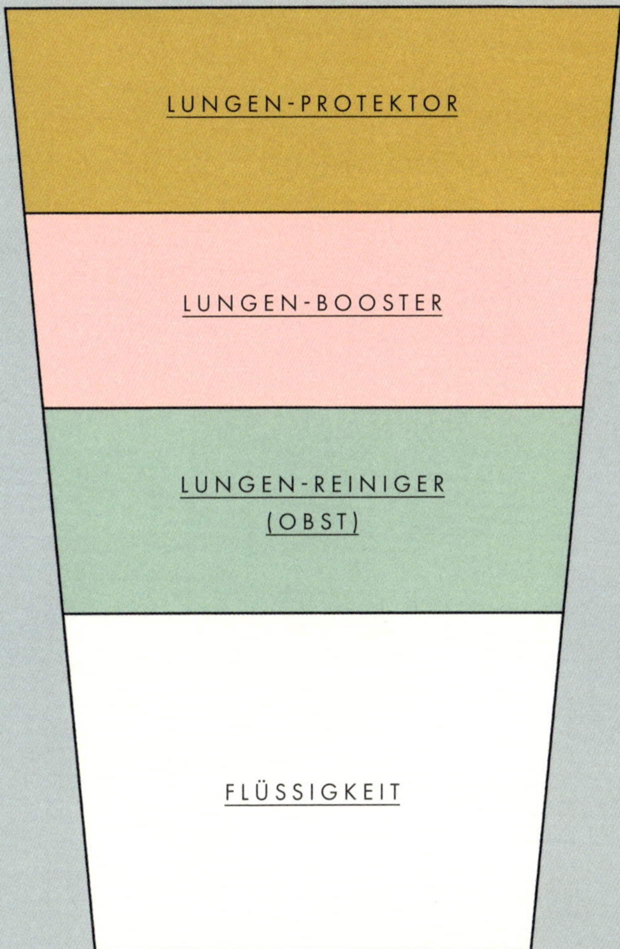

»Lass Nahrung deine Medizin und Medizin deine Nahrung sein.«

HIPPOKRATES

ATME …

Auch wie wir essen, ist eine Betrachtung wert. Atemfokussierte Techniken können zu einer bewussteren Ernährung ermutigen, während Entspannung eine wichtige Rolle dabei spielt, wie gut wir unsere Nahrung verdauen.

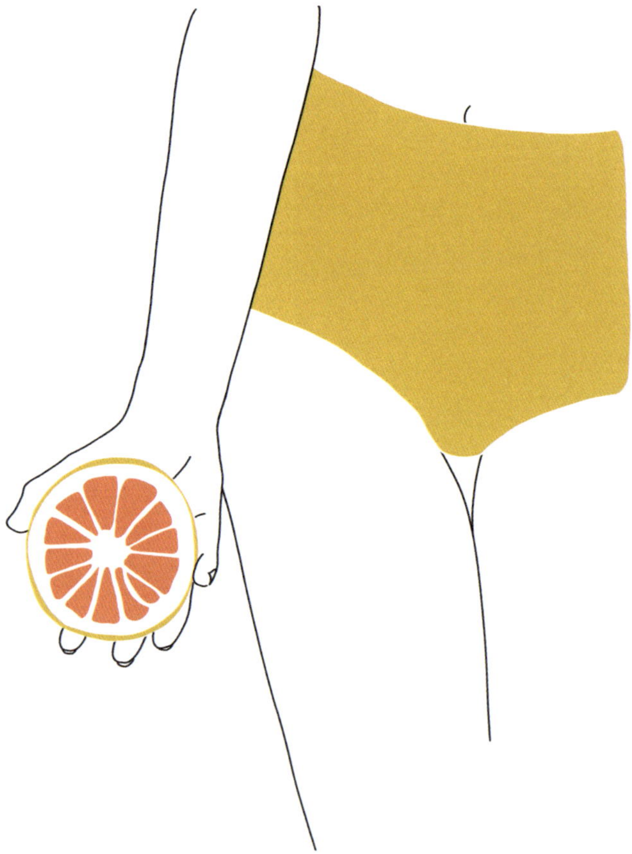

Das bringt's

Beruhigt das Nervensystem

Führt dich in die Gegenwart

Reduziert Stresshormone, die deinen Blutzucker beeinflussen

Reduziert das Verlangen nach Zucker

Unterstützt die Verdauung

Unterbindet Heißhunger

VORSPEISE:

Atme vor dem Essen 3- bis 5-mal tief ein und aus. So wird dein Nervensystem in einen „Ruhe-und-Verdauungs"-Zustand versetzt. Dieser erlaubt es deinem Verdauungssystem, das Maximum an Nährstoffen aus deiner Nahrung zu absorbieren.

HAUPTGANG:

Atme zwischen jedem Bissen 2- bis 3-mal ein und aus. Richte deine Aufmerksamkeit auf Beschaffenheit, Duft und Aroma deiner Mahlzeit.

NACHTISCH:

Atme vor dem Dessert ein paarmal langsam und achtsam ein uns aus. Bist du schon satt? Oder ist vielleicht noch Platz für einen Käsekuchen?

ÜBUNG

Russell Storey ist Atemtrainer und leitender Ausbilder der Transformational Breath® Foundation. Sein Name ist treffend, denn er hat eine motivierende Geschichte zu erzählen:

„Nachdem ich mich mithilfe der Atemarbeit von einem schweren Burn-out erholt hatte, fühlte ich einen neuen Energieschub und setzte mir das einfache Ziel, stärker und fitter zu werden.

Mit Unterstützung von Arbeitskollegen begann ich mittags 20 Minuten zu laufen. Nach und nach baute ich das Selbstvertrauen (und die Ausdauer) für eine wöchentliche 5-km-Runde im Park auf. In den nächsten Jahren absolvierte ich einige 10-km-Läufe, Halbmarathons und Triathlons, 2018 sogar zwei Ironman-Triathlons 70.3."

Hier teilt er seine Gedanken und seine „unschlagbare" Atemtechnik zum Aufbau von Achtsamkeit, Kraft und Ausdauer:

„Ob du nun Wochenend-Spaziergänger oder Leistungssportler bist, regelmäßige Bewegung hat viele Vorteile für die Gesundheit.

Gesunde Bewegung tut dir gut. Jeder, der regelmäßig trainiert, wird dir bestätigen, dass ein fitter Körper nicht nur der physischen Gesundheit dient, sondern auch die Grundlage für mentales und emotionales Wohlbefinden bildet.

In diesen zunehmend komplexen und stressbelastenden Zeiten können die Rückbesinnung auf das Wesentliche und die Beschleunigung der Herzfrequenz für 15 Minuten am Tag dein Wohlbefinden enorm verbessern. Kurze, intensive Trainingseinheiten befördern mehr Blut und Sauerstoff zu den Zellen und spornen alle Organe zu Höchstleistungen an."

DER FROSCH

Viele Sportler nutzen Atemtechniken, um ihre Nerven vor einem Wettkampf zu beruhigen und die Effizienz ihrer Atmung zu steigern. Häufig atmen wir beim Sport zu schnell. Obwohl einige Atemtechniken das Atemmuster stabilisieren können, gibt es nur wenige, die Herz und Kreislauf stärken. Der „Frosch" ist hierfür die ideale Übung.

Keine Zeit zum Laufen oder Schwimmen? Dann verbesserst du mit dieser Technik deine Herz-Lungen-Ausdauer und steigerst gleichzeitig die Sauerstoffversorgung der Muskeln. Sie ist einfach zu erlernen. Wer jedoch Probleme mit Knien oder Knöcheln hat, beginnt mit nur wenigen Wiederholungen. Bei Beschwerden oder Schwindel sofort abbrechen.

Das bringt's

Unterstützt den Kreislauf

Verbessert das Herz-Kreislauf-System

Erhöht die Sauerstoffsättigung

Steigert die Ausdauer

»Wie kannst du außer Atem sein, wenn du Atem hast, um mir zu sagen, dass du außer Atem bist?«

WILLIAM SHAKESPEARE

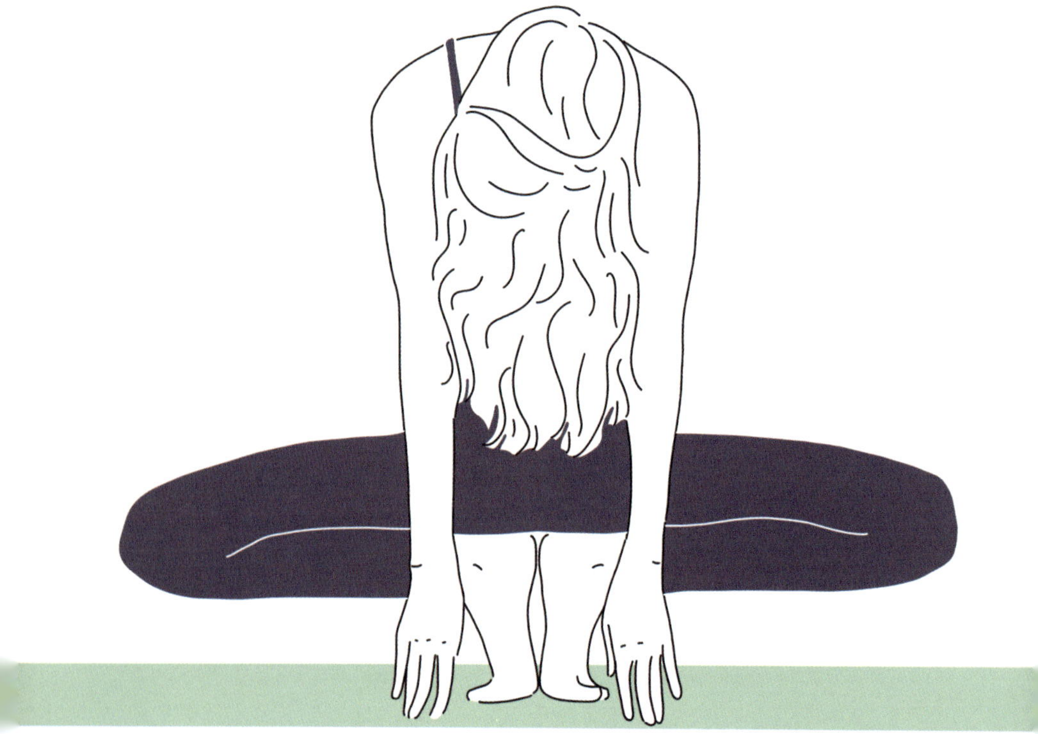

- **STELLUNG:** Drehe die Fußspitzen nach außen, die Fersen berühren sich (stell dich auf die Zehenspitzen, wenn du kannst). Geh in die Hocke, Beine gebeugt, die Knie zeigen nach außen und das Gesäß zum Boden. Strecke die Arme zwischen den Beinen nach unten, die Fingerspitzen berühren den Boden, um das Gleichgewicht zu halten. Die Augen sind geöffnet.

- Atme durch die Nase aus und strecke die Beine durch. Versuche mit den Fingerspitzen den Kontakt zum Boden zu halten (kannst du deine Beine nicht ganz durchstrecken, lass sie gebeugt, die Fingerspitzen bleiben auf dem Boden). Bringe die Nase so nah wie möglich an deine Knie. Richte dich mit gestreckten Beinen auf, die Fersen bleiben oben und geschlossen.

- Atme durch die Nase ein, bringe dein Gesäß wieder nach unten zu den Fersen und hebe den Kopf an. Du bist wieder in der Ausgangsposition. Die Fingerspitzen bleiben als Stütze auf dem Boden.

- Einmal auf und ab ist eine ganze Runde in der Frosch-Stellung.

- Stimme die Atmung auf die Bewegung ab: Atme ein, während du den Kopf hebst und den Po nach unten zu den angehobenen Fersen senkst. Atme aus, wenn du die Beine streckst und den Kopf neigst.

- Beim ersten Mal wiederholst du die Übung10-mal, dann erhöhst du allmählich auf bis zu 54 Runden.

- Zum Abschluss setze dich hin und strecke die Beine aus. Atme ein paarmal langsam aus und ein und beende die Übung.

- Hast du am nächsten Tag Muskelkater? Dann ist dies ein Zeichen für ein effektives Training ganz ohne Fitnessstudio.

Tipp: Ganz gleich, wie viele Runden du schaffst – langsame Bewegungen machen es nicht einfacher. Im Gegenteil, sie sind anstrengender. Versuche daher, ein zügiges Tempo anzuschlagen.

AUFATMEN (1:2)

Ähnlich wie sich Zinsen auf einem Bankkonto anhäufen, fängst du auch mit dieser Übung klein an und übst regelmäßig. So bringt sie den größten Nutzen für Körper, Geist und Wohlbefinden.

Die Übung heißt „aufatmen", denn sie hilft Tauchern, sich vor dem Tauchgang zu entspannen. Langes Ausatmen ist das Geheimnis, um die Luft lange anhalten zu können. Es entspannt, indem es den Parasympathikus anregt und überschüssiges Kohlendioxid im Körper reduziert.

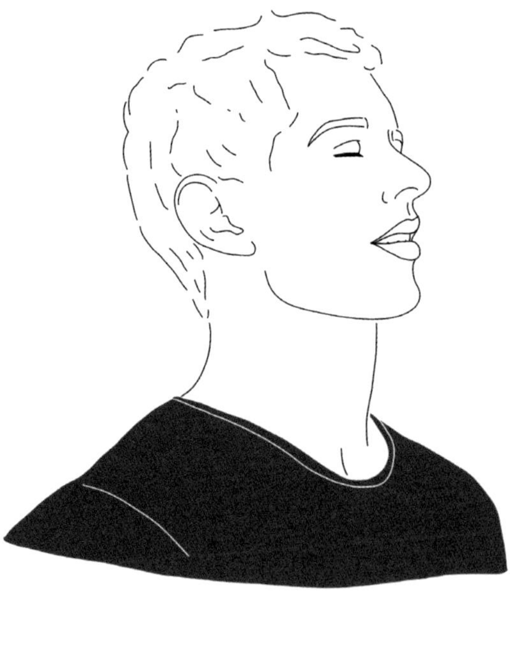

Das bringt's

Verleiht Kraft

Steigert die Ausdauer

Bringt das Nervensystem ins Gleichgewicht

Kurbelt die Produktion roter Blutkörperchen an

- Setze oder lege dich bequem hin.
- Atme (durch die Nase) voll in das Zwerchfell ein, während du langsam bis 5 zählst.
- Lass den Atem mit einem „Ssssss" ausströmen. Es soll sich anhören wie ein Reifen, der Luft verliert. Zähle dabei langsam bis 10.
- Wenn alle Luft entwichen ist, hältst du den Atem kurz an.
- Wiederhole die Übung 5-mal.

Mit ein wenig Übung kannst du das Einatmen und Ausatmen in die Länge ziehen, aber stets im Verhältnis 1:2. Steigere die Übung auf 20–30 Wiederholungen.

HAST DU GEWUSST, DASS …?

Das konsequente Training des gesunden Atemanhaltens erhöht nachweislich die Produktion von Erythropoietin (EPO) in den Nieren, dem Hormon, das als Wachstumsfaktor für die Bildung roter Blutkörperchen gilt. Es ist wie Höhentraining in den eigenen vier Wänden.

QUELLEN

A Life Worth Breathing von Max Strom
Erfolgsfaktor Sauerstoff von Patrick McKeown
Perfect Breathing von Al Lee und Don Campbell
Principles of Anatomy and Physiology von Gerard J. Tortora und Bryan H. Derrickson
The Breathing Book von Donna Farhi

www.thebreathingroom.co.uk
www.schoolbreathe.com
www.transformationalbreath.co.uk
www.vanessajoyyoga.com
www.connectedbreath.com.au
www.mumsforlungs.org
www.beencaughthealing.com
www.quotegarden.com
www.omocado.com
www.researchgate.net/profile/Federico_Brilli
www.alchemyofbreath.com
www.sybille.co.uk
www.stancortes.com
www.inspirationalbreathing.com
www.rewildingbushcraft.com
www.wimhofmethod.com

Danksagung

Man sagt, man braucht ein Dorf, um ein Kind großzuziehen, und ich kann mit Sicherheit sagen, man braucht eine Stadt, um ein Buch zu schreiben! Aus den Anfangstagen ein großes Dankeschön an Lauren Gardner von Bell Lomax Moreton, die mich die ganze Zeit über begleitet hat. Vielen Dank an Vicky Orchard, Herausgeberin von Kyle Books, für deine Vision, deinen Stil und deine allseitige Brillanz. An Mira Lou Kellner ... danke, dass du mit deinen schönen Illustrationen und deinem grenzenlosen Talent jeder Seite Leben eingehaucht hast. Ich danke Joanna Copestick für die einzigartige Möglichkeit, ein Buch zu schreiben und zu veröffentlichen. An Nikki Dupin, Emma Wells und Abby Cocovini vom Studio nic and lou – danke für euer brillantes Design. Und an Lisa Pinnell und alle bei Kyle Books für die Produktion eines so schönen Wälzers! Vielen Dank an Mauricio Corridan von Omocado für deine Großzügigkeit und die Erlaubnis, deine Fotos als Inspirationsquelle für einige Illustrationen in diesem Buch zu verwenden.

Großer Dank an alle, die sich bereit erklärt haben, ihr Fachwissen und ihren Rat auf diesen Seiten zu teilen. An alle, die in dem Buch erwähnt sind, und an alle hinter den Kulissen: Mel Lacy Fewtrell alias @breathgal. Du bist legendär! An Sig Watkins von Fit MG, John Collins, Rob De, Dr. Ben Marshall, Federico Brilli, danke für die Antworten auf all meine Fragen!

Für alle, die eine ständige Quelle der Liebe und des Lachens sind. Ich habe das Glück, aus allen vier Himmelsrichtungen unterstützt zu werden: Im Norden meine allerbeste Freundin, Livesey, Audrey wäre stolz! Alles Liebe an Sarah Anderson, für dein gutes Herz und deinen Glauben an das Projekt „School Breathe".

An den Westen – Vielen Dank an Nick, dass du es ertragen hat, dass ich fast eine Ewigkeit auf einem Laptop herumtippe. Eine dicke Umarmung für dich und die gesamte Familie Cunard für eure Liebe und Unterstützung. Ein großer Applaus für Charlie Davey, der eine ständige Quelle des Humors ist, und Tash Gothard für deine Freundschaft und dafür, dass du der entspannteste Mensch bist, den ich kenne. Ich lerne immer noch von dir! Grazie mille an Adrian und Corinne vom Evolve Wellness Centre für all eure Unterstützung und Inspiration.

An den Süden – Kate Peers, alias Longers, für all deine Ermutigungen und dafür, dass du eine brillante Freundin bist.

Im Osten – Abby McLachlan & East of Eden, DANKE EUCH für all die Möglichkeiten, die ihr mir in den letzten Jahren geboten habt. An Hannah Goodman dafür, dass sie ein magischer Teil der School-Breathe-Vision ist. Vielen Dank an James Green, Schulleiter von Sebright, der die Atemarbeit mit so viel Enthusiasmus aufgenommen hat. An meine Klienten, die eine ständige Quelle der Inspiration sind. An all diejenigen in der Atemarbeitsgemeinschaft, die Zeit und Unterstützung angeboten haben, um meine Workshops, Veranstaltungen und Retreats zu ermöglichen. An die Mütter und Väter der E17, die mich unwissentlich bei Verstand gehalten haben. An Jasmin für all die Kinderbetreuung in letzter Minute und deine geballte Weisheit.

An den Südwesten – meine Heimat, mein Herz. An Mama für deine engagierte Lektüre, für deine „Ratschläge", kannenweise Tee und deine aufmunternde Unterstützung. An Papa dafür, dass du immer Humor in mein Leben gebracht hast, und einen Riesenapplaus für euch beide, dass ihr euch um Rabs und Dolly gekümmert habt, damit ich meine Aufgabe bewältigen konnte. Ihr seid die besten Großeltern, und ich liebe euch so sehr. An Sam und Ben, weil sie einfach großartig sind. Ich liebe euch!

Zum Schluss möchte ich meinen einflussreichsten Lehrern in der Liebe und im Leben danken, meinem „Einatem" und meinem „Ausatem" und allem dazwischen, Hartley und Ava, danke, dass ihr mir den besten Job auf Erden gegeben habt, stets angefüllt mit Liebe und Magie. – Eure Mama xx